自分で自宅でカラダを整える方法

猪越英明

SB
サンマーク
文庫

はじめに

●年を重ねると、なぜ「いつもなんか不調」が増えるのか？

「いつまでも疲れが抜けなくて、だるい」
「生理やＰＭＳ（月経前症候群）が年々重くなってきた」
「腰痛や肩こりがつらい」
「肌や髪が乾燥する」
「しみやしわが目立つようになった」
「ダイエットしてもやせづらくなった」

あなたにも、このような「ここのところいつも、なんか調子悪いなあ」という悩みはありませんか？
病院へ行くほどのことではないけれど、いつもどこかすっきりしない。しかも、年齢を重ねれば重ねるほど、あちこち不調が増えていく……。

若い頃と同じように体のケアをしているのに、思ったように回復してくれないということもあるかもしれません。また、インターネットやテレビで情報を収集してプラスアルファの手当てを取り入れて実践しているのに、うまく改善しないということもあるでしょう。

実は、年齢を重ねるにつれて生じる不調の多くは、東洋医学の考え方で老いと若さをコントロールするとされる「腎」と、体の隅々に栄養と潤いを届ける「血《けつ》」の状態によって引き起こされます。

長い間、積み重なってきた好ましくない生活習慣が「腎」にダメージを与え、「血」の質を低下させ、めぐりを悪くさせてしまう。その結果、体のあちこちでトラブルが引き起こされているのです。

この本は、年齢とともになんとなく気になり出す、心と体、そして美容面のさまざまな不調を解決するための本です。

誰にでも簡単にできる生活習慣の工夫や手当てを取り入れることで、「腎」と「血」のダメージを減らし、養って、「いつもなんとなく感じている不調」を改善する方法をお伝えします。

●百人百通りの不調への対処法を提案する東洋医学

ここで、少し私の自己紹介をさせてください。

私は、東京薬科大学などで教鞭《きょうべん》を執る薬剤師で中医学の専門家である父と、栄養士の母の間に生まれました。

父は、今から約五十年前、まだ日本に根付いていなかった「中医学」といわれる中国の伝統医学に出合い、それをわが国で暮らす人たちの健康に役立てることと、中医学を学ぶ後進たちを育てることに注力しつづけています。

こう申し上げると、父の背中を見て漢方の道に進んだのでしょうといわれるのですが、実はそうではないのです。薬学部を卒業した私は、製薬会社が新薬を開発する際の治験を受託する会社に入社して、サラリーマンをしていました。

そこからなぜ漢方の道に進むようになったのかというと、医薬品の力に頼りすぎた治療を患者さんにおすすめしなければならない医療現場に違和感を覚えたからです。

西洋薬を用いた治療では、たとえば「痛い」という症状があったとき、「痛いなら鎮痛薬」と、「痛み」に着目し、それを取り除くことに注力します。「上の句がこれなら、下の句はこれ」と、まるでかるた取りのように、症状をやわらげるための対症療法を提案するわけです。

でも、中医学の治療に対する考え方は違いました。痛みだけに着目するのではなく、患者さんの体全体を見て、その方の体質や痛みが起こった根本的な原因を考えて治療方法を決めます。よく考えると当たり前のことですよね。その「痛み」が起こったプロセス、原因は、百人の患者さんがいたら百通りあり、みんなそれぞれ異なるのですから……。

中医学では、その人にぴったり合った対処法を導き出すために「弁証論治《べんしょうろんち》」という診断方法を用い、オーダーメイドの医療を患者さんに提供します。

私は中医学を知ったとき、自分が患者さんに提供したかった医療はこれだと思いました。これこそが患者さんに自信を持っておすすめできる治療法であり、養生法だと感じた私は、中医学の考えで患者さんの健康に寄与する道を歩みはじめました。

それから約四半世紀が経ち、現在は婦人科系、とくに妊活の漢方相談をメインに行っています。そして、うれしいことに、妊活に取り組んで約十五年で、のべ千人以上の方が妊娠されました。

●二十歳代、三十歳代でも体の中が更年期寸前!?

このように私は日々、多くの女性の相談を受けていますが、相談を通して思うのは、**女性の体は実際の年齢以上に、またご本人が思っている以上に疲れて、老化してしまっているケースが多い**ということです。

ある二十歳代後半の女性が「妊娠したいけど、生理が止まってしまっている」と相談にみえました。その方に婦人科の病院で測定したホルモン値を見せてもらったのですが、すでに更年期のような状態に陥っているということがありました。また、私が教えている大学の学生さんたちの中にも、二十歳代前半にもかかわらず、体の乾燥が進み、血流が滞り、実年齢よりもかなり老化が進んでいる方もいます。

更年期なんてまだまだ先という二十歳代、三十歳代という若い女性たちの体の中で、なぜ老化が進んでしまっているのでしょうか。
それは、スマートフォンやパソコンの普及によりブルーライトに長時間さらされるようになったこと、それによる睡眠の質の低下、不規則で偏った食生活といった近年のライフスタイルが一因になっていると考えられます。そして、これらの生活習慣が、体の中の「若々しさを保つ力」を低下させてしまっているのです。

もし、本書をお読みになっているあなたが、「生理が早くなったり、遅くなったり不規則」「髪がパサパサする」「若白髪が気になる」「顔にしみが出てきた」「眠れない」「ちょっとしたことでイライラする」「顔色がくすんでいる」「しわが目立つようになった」「いつも肩こりや腰痛がある」などの不調を感じているとしたら、体内で老化が進んでいる可能性があります。

●生活習慣の見直しで、「若さを保つ力」は養える

「体の中が更年期寸前」

こう申し上げると、驚き、ショックを受ける方がいます。なかには「そんなはずない！」と怒り出す方もいらっしゃいます。

ですが、まずは「体が衰えはじめている」という現実を受け止めてください。老化のサインを早いうちにキャッチできたことは、未来のあなたの健康と美容にとって、とても幸運なことだからです。

なぜなら、早く対処することで「若さを保つ力」を養うことができるし、「老いのスピード」をコントロールして、ゆるめることができるから。そうすれば、これから先に迎える更年期までに出てくる心身の不調を未然に防ぐことだってできるし、更年期障害の症状をやわらげることだってできます。

では、いったいどのようにすれば老いを食い止め、若々しさを養うことができるのでしょうか。

方法は簡単です。
体に必要な栄養をしっかり補給する食生活をし、良質の睡眠を取るといった生活習慣の見直しを行うだけです。

● スローエイジングの手当てで、体が活き活きとよみがえっていく

生活習慣を見直し、若さを保つ力を養って老いのスピードをゆるやかにする。

このように、老化のスピードをゆるやかにすることで、いつまでも活き活きと自分らしい暮らしを続けられるように年を重ねていくことを**「スローエイジング」**といいます。老化にあらがうという響きを持つ「アンチエイジング」とは少しニュアンスが異なる言葉として、近年注目されている考え方です。

この本では、主に東洋医学の考え方と手当てを毎日の暮らしに取り入れることでスローエイジングを実践します。

読者の方の中には「東洋医学って本当に効くの？」と思う方もいるかもしれませんが、漢方薬の治療効果については、大学や企業における研究、病院での臨床試験などを通して科学的な裏付けが示されてきていますし、わが国の医師の実に九割が漢方薬を処方しているというデータもあります。

また、当薬局でスローエイジングを実践している方は、若々しさを西洋医学的に測る目安の一つ、ホルモンのバランスや値が改善し、卵巣機能を示す数値がよくなることが多いのです。

長年親交のある生殖医療の専門医の先生方も、このような多くの事例を見て、私どもの薬局に患者さんを多数紹介してくださっています。

本書でご紹介している手当ては、特別な道具やテクニックを使う必要がなく、誰でも日常生活に取り入れることができます。無理なく続けていただくことで、「いつもなんか不調」と感じていたトラブルがいつの間にか、すっと消えていくでしょう。

将来の自分に、健康で活き活きとした時間をプレゼントするような気持ちで、今日から自分の体をいたわることを始めてみませんか?

自分で自宅でカラダを整える方法　目次

はじめに……3

第1章　「いつもなんか不調」を加速させる二つの原因

「腎精」が減ると、体の機能が衰え心身の不調が現れる……22
若いうちから、体の中では着々と変化が起こっている……26
老化を加速させるもう一つの原因は「血流の低下」……30
年を重ねるスピードは、自分でゆっくりにすることができる……32
手当ては「なんか不調」を感じたその日から始めよう……34
産後のケアが更年期障害のつらさや始まる時期に影響している！……40

未来の自分へ健康と美容をプレゼントしよう……44
あの西太后も実践していたすごい手当て……47

第2章　「いつもなんか不調」がすっと消える「腎」の養い方

若さと老いをコントロールするカギは「腎」の働きにある……52
同じ年でも、老けて見える人と若く見える人がいるのはなぜ？……56
不調を防ぐには、陰陽のバランスが取れていることが何より大事！……61
あなたのその不調は、腎の陰陽バランスが崩れると起こる……64
やってはいけない！　老いを加速させる「三大ＮＧ」の生活習慣……70
腎に負担をかける一番の大敵は、「冷え」……73
冷えを遠ざけて健康を守る生活習慣と食事とは？……75
これで一安心！　腎が受けたダメージから回復する簡単な方法……81

自然の力を借りて、毎日コツコツと体のメンテナンスをしよう……83

第3章　「いつもなんか不調」がすっと消える「血」の保ち方

若々しさを保つために欠かせない「血」の質とは？……88
人は血管とともに老いる……89
あなたの血流を悪くする三つの原因……92
「脾」「腎」「肝」のトラブルはなぜ起こるのか？……94
美しく年齢を重ねるためのカギは、睡眠・食事・入浴・運動にある……101
「睡眠」——就寝目標時間は二十三時、遅くとも日付が変わる前に眠ろう……103
「食事」——夕食は寝る三〜四時間前までに、血流改善の食材も意識して摂る……108

「入浴」——美容と健康のための入浴ポイントはこれ！……116
「運動」——汗をかきすぎる激しい運動はNG！……118
まず、三～四か月無理なく取り組んでみよう……119

第4章 「いつもなんか不調」がすっと消える 体質チェックとタイプ別手当て

友達には効く健康法、どうして私には合わないの？……124
自分の体質を知るために、「気」「血」「津液」のバランスを見てみよう……127
あなたの体質は六つのうちどのタイプ？……132
気が不足して、エネルギーと体を温める力が足りない「気虚」タイプ……137
気の流れが滞って、うまくめぐっていない「気滞」タイプ……142
血が不足して、潤いや栄養が足りない「血虚」タイプ……146

血の流れが悪くなっている「瘀血」タイプ……150
潤いが不足して、乾燥している「陰虚」タイプ……153
余分な水分や脂肪などがたまっている「痰湿」タイプ……157
複数にまたがったら、まずは一番つらい不調にアプローチしよう……160
体調の変化を実感できるのは、三か月後くらいから……162
季節ごとに、自分の体の声にじっくり耳を澄ませる……164

第5章 「いつもなんか不調」がすっと消える トラブル別・食事、ツボ、アロマの手当て

これで完璧！　スローエイジングの手当て……168
1．髪のトラブルの手当て……169
2．肌のトラブルの手当て……174

3. 痛みのトラブルの手当て……178
4. メンタル系のトラブルの手当て……184
5. 婦人科系のトラブルの手当て……188
6. ダイエット系のトラブルの手当て……192
7. 目のトラブルの手当て……196
8. 口のトラブルの手当て……200
9. 冷えのトラブルの手当て……203
10. その他のトラブルの手当て……205

おわりに……211
おすすめ参考図書……214

イラスト　藤塚尚子（e to kumi）
校正　株式会社ぷれす
編集協力　高垣育
編集　黒川可奈子（サンマーク出版）
佐藤理恵（サンマーク出版）

第1章

「いつもなんか不調」を加速させる二つの原因

「腎精」が減ると、体の機能が衰え心身の不調が現れる

どうして年を重ねると、見た目や体の機能が衰え、さまざまな不調が出てくるのでしょうか。

東洋医学では、その理由は若々しさを保つもと「腎精」にあると考えます。腎精とは言葉通り「腎」の「精」のことをいいます。

簡単にいうと、「精」とは私たちの体を作っている物質のことです。精は体のすべてを支えるもので、その人の体質を決める大もとともいえます。

西洋医学では、「腎」(腎臓)は老廃物をこして尿を作る場所とイメージするかもしれませんが、東洋医学の考え方は少し違います。

東洋医学では、私たちが生きていくうえで必要な物質の生成、貯蔵、代謝といったさまざまな作用を「五臓」(肝、心、脾《ひ》、肺、腎)が担うと考えられています。

このうち「腎」は、西洋医学での考え方と同様に「水分調整」をするほか、本書のテーマである「老いと成長」を司り、生殖能力、ホルモンバランス、免疫力、骨代謝に関与する働きをしています。そして、腎にたくわえられた「精」のことを「腎精」といいます。最後は腎精が尽きることで人は亡くなると考えられています。

人の一生をロウソクに喩《たと》えると、腎精はロウにあたります。ロウを燃やして生きるエネルギーを得ているのですが、ロウがなくなると命が尽きるのです。

腎精は、生まれたときに両親から受け継いだ「先天の精」と、その人が食べてきたものから作られた「後天の精」によって構成されています。先天の精は、生を受けてから徐々に充実し、女性の場合、二十八歳でピークを迎え、やがて減っていくので、食べ物から作られる後天の精で随時補っていかなければなりません。そうしないと、消耗される一方で、どんどん減少していきます。

ですから、せっかく先天の精がよい状態で生まれてきても、不摂生をしていたら腎精は急速に消耗されてしまいます。その結果、老化が進み、体は弱々しくなります。

逆に、生まれつき先天の精が少なくても、バランスのよい食事を心がけて後天の精で補えば、体を丈夫に健やかに保つことができるといえるのです。

少し遠回りになってしまいましたが、ここで話を戻しましょう。

なぜ人は年を重ねると衰え、不調が出てくるのでしょうか、ということでしたね。その原因は腎精にあるといいました。腎精は、先述した通り「老いと成長」を司るもとでしたよね。

中国の古い医学書『黄帝内経《こうていだいけい》』によると、女性の体は腎精の影響によって七年周期で変化するとされています。『黄帝内経』に書かれていることを訳し簡単にまとめると、次のようになります。

「女性は七歳になると腎精がだんだんと盛んになり、歯が生え変わりはじめ、髪も発育してくる。十四歳になると月経が規則的に来るようになる。二十一歳になると腎精が充実し、親知らずが生え、体の成長がピークに達する。二十八歳になると筋骨がさらに丈夫になり、体がもっとも強壮となる。三十五歳になると顔に衰えが見え、髪が抜けはじめる。四十二歳になると体力が衰え、白髪が増える。四十九歳では生殖機能が衰え、閉経を迎える」

つまり女性の場合、「老いと成長」をコントロールする腎精は二十八歳でピークを迎えて、若さを保つ力が頂点に達します。そして、その後は残念ながら年を重ねるとともに、だんだんと若さを保つ力が減少し、老化が進んでいくということです。

二十代の頃は徹夜をしても、翌日、元気に学校や仕事に行けたし、顔や体に疲れが出ることなんてなかったのに、三十代になってからはとてもそんなことはできなくなった、という話をよく聞きます。疲れやすくなり、いつもだるい。慢性的に肩こりや腰痛がある。生理のトラブルも増えてきた……。

もしかしたら、本書をお読みになっている方の中には、実際にこのような経験をしている方もいるかもしれませんね。

また、今まで使っていた化粧品やヘアケア用品では、肌や髪の状態がうまくコントロールできなくなったり、若白髪が気になり出したり、といった美容面での変化をなんとなく感じている方もいるかもしれません。

これらはすべて、加齢により、生まれつき備わっている先天の精が減っていることと、多忙や不摂生などの理由によって後天の精の補給がうまくいかず、腎精が減少して若々しさを保つ力が低下しているためだといえます。

若いうちから、体の中では着々と変化が起こっている

先ほどご紹介した中国の古い医学書『黄帝内経』によると、閉経は四十九

歳頃とされており、これは現代でも変わらず、四十八～五十二歳頃に閉経を迎えるといわれています。

ところが近年、二十歳代で閉経状態になる「若年性閉経」の方もしばしば薬局に来られるようになりました。実は、**更年期や閉経なんてまだまだ先と思っている方の体の中でも、日々、老化は進んでいるのです。**夜勤や海外出張が多いといった、生活が不規則になりがちな仕事をしている方や、不摂生が続いている方では、閉経にはほど遠いという年齢でも体の中では急激に老化が進んでしまっている可能性があります。

「はじめに」でも述べましたが、私が受け持った患者さんに、こんな方がいました。

年齢は二十歳代後半。妊娠を希望している方で、「生理不順なのでなんとかならないか」という悩みでいらっしゃいました。そこで、婦人科の病院でホルモン値を測ったデータを見せていただくと、すでに更年期のような状態だとわかりました。それが理由で生理が止まっていたのです。見た目は、ごく普通の二十歳代の女性で、ひどく老け込んでいるといったことはけっしてありません。しかし、体の中は五十歳代くらいにまで衰えていたわけです。この方は、腎精を養う治療を続けて生理が再開し、うれしいことにお子さんを授かりました。

婦人科系メインの漢方相談を始めて十五年以上。近頃は、実年齢よりも体の中で老化が進んでいることによって起こるさまざまな不調や悩みで相談にいらっしゃる二十歳代、三十歳代の女性が多いように感じています。

二十歳代、三十歳代の方は、まさか自分の体の中で更年期や閉経といった段階になるほど老いが進んでいるなんて、思いもしないでしょう。ところが、老化は若い人の体の中でも気付かないうちに進んでいます。

そして、もともとその人に備わっている腎精が少なかったり、後天の精を補う速度と量が消耗分に追いつかなかったりすると、老いのスピードがさら

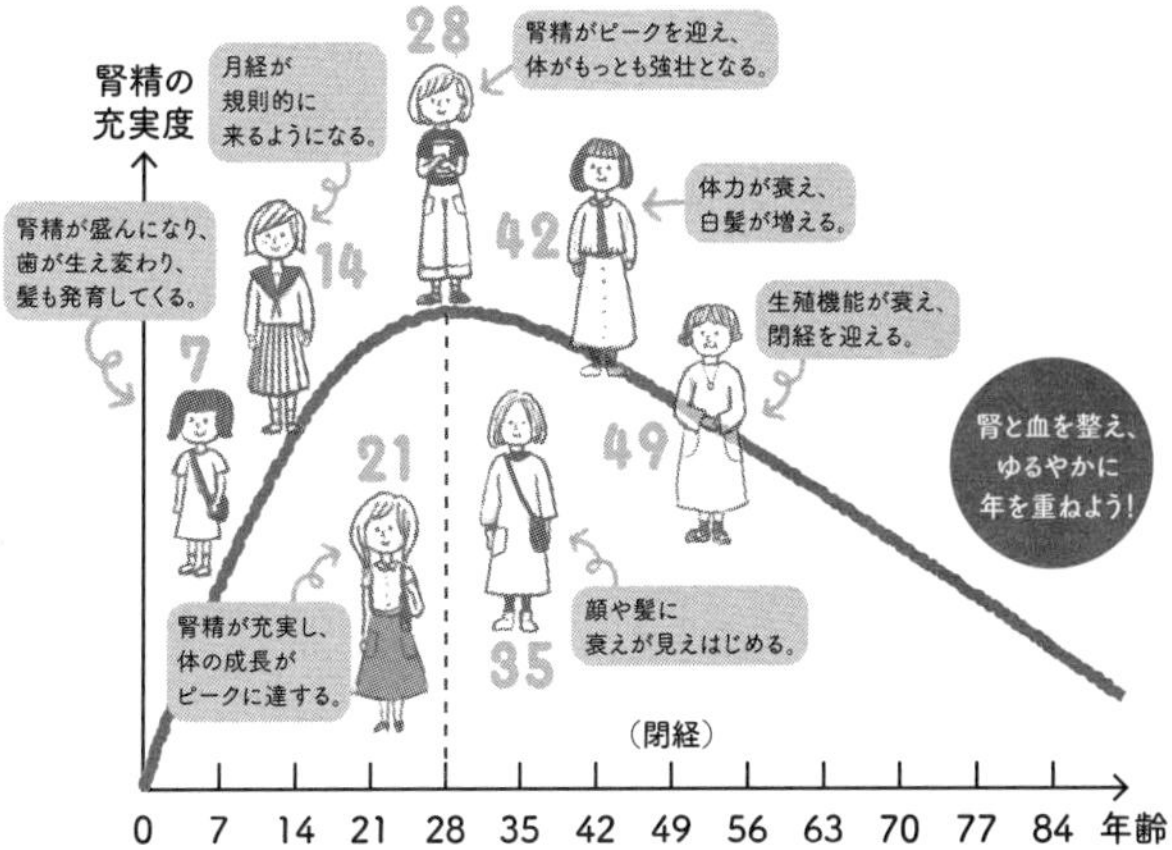
腎精の
充実度
腎精が盛んになり、
歯が生え変わり、
髪も発育してくる。
7
月経が
規則的に
来るようになる。
14
腎精が充実し、
体の成長が
ピークに達する。
21
28
腎精がピークを迎え、
体がもっとも強壮となる。
35
顔や髪に
衰えが見えはじめる。
42
体力が衰え、
白髪が増える。
49
生殖機能が衰え、
閉経を迎える。
腎と血を整え、
ゆるやかに
年を重ねよう!
(閉経)
0
7
14
21
28
35
42
49
56
63
70
77
84
年齢

女性の体は七年周期で変化する

に加速して、若年性閉経といった状況に陥ることがあります。

老化を加速させるもう一つの原因は「血流の低下」

老いを早める原因として、腎精の減少が関係していることについて説明してきましたが、実は老化にはもう一つ原因があります。

それは、**「血流の低下」**です。

血液は、私たちの体の隅々の細胞にまで栄養を行き届かせ、潤いを与える役割をしています。私たちの体は、十分な量の血液が体中に満たされることによって、瑞々《みずみず》しく保つことができるのです。

ですから、血液自体が減少したり、何らかの原因で血流が滞ったりすると、栄養不足や潤い不足になり、とくに肌や髪に衰えが見られるようになります。

では、なぜ血流が悪くなるのでしょうか。理由はいくつかありますが、大きな要因は、血流を司る「肝」のダメージです。

肝も腎と同様、残念ながら年とともに衰えるものなのですが、実は、肝に負担をかけて、老いを加速させてしまう生活習慣というものがあるのです。

それは「ストレス」「睡眠不足」「目の使いすぎ」の三つ。現代社会では、たいていの人が多かれ少なかれこの三つに心当たりがあるのではないでしょうか。そして、これら三つに絶えずさらされていることこそが、肝の力をどんどん弱め、血流を滞らせ、老いを加速させることにつながっています。こうして、血流の低下によるさまざまな不調が引き起こされるのです。

ところで、肝といえばアルコールもよくないのでは、と思う方がいるかもしれませんが、東洋医学においては適度なアルコールはストレス発散効果やリラックス効果があるので、適量のお酒を飲むことは禁止していません。私自身、毎日の晩酌を楽しみにしていて、上手にお酒とつきあっています。

年を重ねるスピードは、自分でゆっくりにすることができる

さて、ここで老いを加速させ不調を引き起こす原因をまとめてみましょう。

もう何度も繰り返しているのですっかりおなじみになったかもしれません。

一つは腎精の減少です。先天の精は生まれつきのもので、加齢に伴って減っていきますが、後天の精は食べ物で養うことができるのでしたよね。

もう一つは、たった今述べた血流の低下です。血流は肝がコントロールしているので、肝に負担をかける生活、すなわち「ストレス」「睡眠不足」「目の使いすぎ」をうまく避ける暮らしを心がけ、肝をいたわることによって、血液がさらさらと流れる体を取り戻せるのだということをご説明しました。

ここまでで、もしかしたら「あれ？」とお気付きになった方もいるかもしれません。

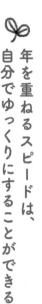

そうなのです。老化を早める原因は、いずれも日々の過ごし方を見直し、工夫することで取り除いたり、軽減したりすることができてしまうのです。特別な手当ては不要で、けっして難しいことはありません。

さらに、**生活習慣を見直して毎日の暮らしで腎と肝をいたわるように心がければ、老いのスピードをコントロールすることすらできます。**

ちょうど、老化の下り坂をゆるやかに、そして、なだらかな曲線を描くように調整していくようなイメージです。

これをゆっくりと年を重ねるという意味を込めて「スローエイジング」と呼んでいますが、この本でお伝えするスローエイジングの手当ては、気になる容貌の衰えをゆるやかにしてくれるのはもちろんのこと、加齢による腰痛やひざの痛み、だるさや生理のトラブルといった体の不調をも未然に防ぎ、症状が出たとしても軽くて済むようにしてくれます。

人によって、老化曲線のピーク時の山の高さや下り坂の角度には差がありますが、この角度をゆるめることで、老いによって受けるダメージとなんとなく感じている不調を軽くできます。

そして、自分らしく凛《りん》と年を重ねられるようになります。

手当ては「なんか不調」を感じたその日から始めよう

「スローエイジングのための手当てはいつから始めればいいのでしょうか？」

よく聞かれます。

その答えは**「体の衰えを感じたその日から」**です。

では、体の衰えとは、いったいどのような状態のことをいうのでしょうか。

体の衰えと一言でいっても、いろいろな不調や症状がありますよね。そこで、誰にでもわかりやすい目安をお伝えします。

それは**「乾燥」**です。乾燥は、老化の始まりを示すもっともわかりやすい

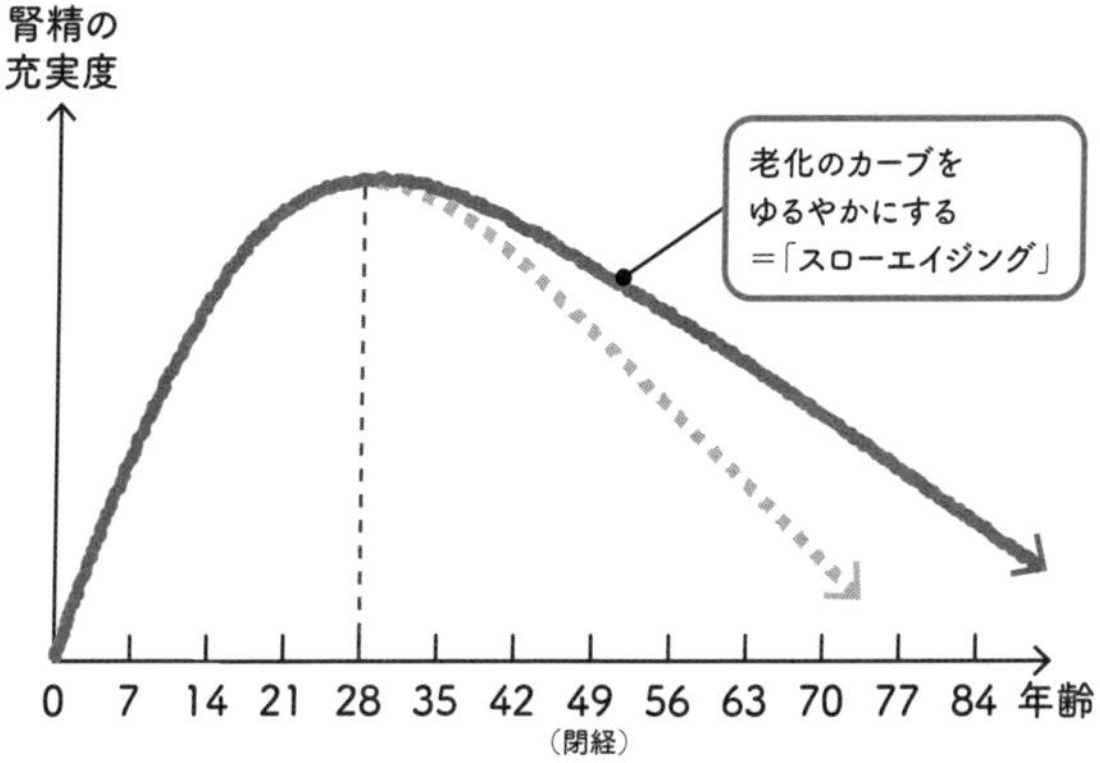

老化曲線をなだらかにしよう

サインです。

もっと具体的に症状をお示ししましょう。女性の美容に大敵の「髪がパサパサする」「肌の潤いがなくなってきた」「しわやしみが出てきた」といったトラブルや、生理に関連した「生理の日数が短くなってきた」「経血量が少なくなった」という変化はありませんか。

通常、生理は二、三日目の経血量がもっとも多く、七日間以内に終わるというリズムです。これが二、三日で終わってしまうのは日数が短すぎるでしょう。また、出血が多い日に、これまでに使用していたものより軽い日用のナプキンで対処できるようになったという変化があったら、経血量が減少し、体の中の乾燥が進んでいるサインといえます。

「おりものが減った」「性交痛がある」というのも、実は乾燥が原因で、乾燥によって膣《ちつ》の粘液が減るために起こる症状です。そのほか、「ドライアイ」「ドライマウス」といった目や口の乾きも乾燥が進んでいる兆候です。

もぎたてのフルーツはつやつやして瑞々しいですよね。けれど、放っておくと次第に水分が減ってしわしわ、パサパサになり、しみが出てきたりします。このような変化が、私たちの体にも起こっているとイメージしてみると、わかりやすいかもしれません。

人間ですから、こうした老化の症状が現れるのは仕方がないことなのですが、そのスピードは人によってさまざまです。先ほど述べたように、老化のスピードがとても速く二十歳代前半でしわしわ・パサパサになる方もいれば、老化曲線の下り坂がゆるやかで、五十歳代、六十歳代と年を重ねてもいつまでもつやつやかな方もいます。

あなたは、前者と後者、どちらの年の重ね方をしたいですか？

多くの方が、できるだけもぎたてのフルーツのような瑞々しい状態を保ち、後者のように過ごしたいと考えるのではないでしょうか。

本書でご紹介する手当ては、これを実現するための方法です。

果実が枝から離れ、乾燥が始まったそのときからというタイミング、つまり乾燥を感じはじめたそのときから、早め早めに対処します。そうすれば、体も瑞々しいもぎたての果実のような状態を長く保つことができます。

ところで、こうした対処を若いうちから始めることに対して「二十歳代、三十歳代から何十年も続けて体に害はないの？」「早く始めると、いざというときに効かなくなったり、効果が弱まったりしないの？」と心配される方がいるので、ここで断言しておきます。

まったく心配いりません。

今回、本書でご紹介する手当てはずっと続けても体に害はありませんし、継続することで効果が弱くなることもありません。

次章以降で詳細をお伝えしますが、食事療法、運動療法、ツボ押し、アロマセラピー、生活習慣の改善などは、いずれも体を活き活きと保つための栄養のようなもの。加齢によって徐々に現れるいろいろな不調をできるだけ防ぎ、症状が出たとしても軽い状態に留め、自分にとってのベストに近い体のコンディションをできるだけ維持し、年を重ねていく手助けをするという対処法です。

体が疲れているところに鞭打《むちう》つように刺激をして無理に頑張らせたり、若返るために特別なサプリメントを摂取したりしていくような方法ではありません。

加齢に伴って減少するものを補い、実年齢よりも早くすり減ってしまったものを底上げするという考えに基づいて実践する方法ですから、どうか安心して取り組んでみてください。

ここでもう一度申し上げます。

老化を知らせる初期段階のサインは「乾燥」です。

「乾燥」という兆しを感じたら、すぐに手当てを始めましょう。

産後のケアが更年期障害のつらさや始まる時期に影響している！

思います。

エイジングによるつらい症状というと、更年期障害を想像する方が多いと思います。

更年期になると、いわゆる自律神経系の失調によるさまざまな不快な症状が出てきます。

どのような症状が現れるかは人それぞれですが、代表的な症状には、かーっとのぼせて、じっとしていても汗が出てくるホットフラッシュ、イライラ感、気分の落ち込み、ひどい肩こり、頭痛、寝付きが悪い・途中で目が覚めるといった眠りの問題などが挙げられます。

ところで更年期障害というと、みなさんご存じの通り、早く始まる方もいれば、平均より遅く始まる方もいます。また、症状が重い方もいれば、軽い

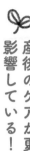

方もいますよね。どうしてこのような差が出てくるのか、気になりませんか。

実は、更年期障害の始まる時期や症状の重さにも、先ほどから登場している「腎精」が関わっています。もともと生まれ持った「先天の精」が少ないことや、食事によって作られる「後天の精」がうまく補えていないことが原因になっているのですが、女性が人生のうちでもっとも腎精を消費するのが出産です。このときに失った腎精をうまく養えないと、実は何十年も先の更年期に影響が出てきます。

中国では昔から、産後一か月間の養生の仕方が更年期に影響すると考えられていました。

とくに口を酸っぱくしていわれていることが「産後一か月間は水に触るな」ということ。冷たいものを触ってはいけないし、飲んでもいけないといわれていて、かつては、産後一か月間は洗濯も、毎日の食器洗いもしなかったそうです。

なぜなら、東洋医学では水は「冷やすもの」と考えられており、その水による「冷え」が、お産によって失われた腎精の回復を妨げる大敵だから。現代の私たちにはとても実現できそうにありませんが、昔はおじいちゃんやおばあちゃんも総出で赤ちゃんと母体の面倒を見るということが広く行われていました。だから、「産後一か月間は水に触らない」ということが実現できたのだそうです。

昔から言い伝えられてきた産後の養生法が示すように、お産によって大量に失われた腎精を産後の一か月の間にうまく養えないと、それが何十年も経って更年期の体調に影響してきます。

この期間での養生の差が、更年期障害の重い・軽いに影響しているのです。

さらに、お産では血液も大量に失いますよね。これも更年期の体調に影響します。

詳細は第3章で述べますが、「血《けつ》」の栄養状態がよくないと精神がうまくコントロールできなくなるため、更年期にイライラなどの症状になって現れるのです。

では、産後一か月間はどのような養生をすればよいのでしょうか。

まずは、冷えを遠ざけることが第一です。さすがに一か月間水に触らないということは現代の私たちには不可能なので、最低限、冷たい飲み物や食べ物はできるだけ避けましょう。

具体的にいうと、氷入りの飲み物、アイスクリーム、生ものはできるだけ避けたほうがベターです。白糖も体を冷やすので、甘いものは控えめにしましょう。果物は、夜に摂りすぎないように注意すれば、食べてもOKです。

また、体の外側から冷えを遠ざける方法として、女性にとって大切なツボが集まっている足首をレッグウォーマーや靴下で冷やさないように守ることや、腹巻きをすることもおすすめです。

未来の自分へ健康と美容をプレゼントしよう

本書でご紹介するスローエイジングの手当ては、自分の体の中、つまり内臓や血液に栄養を与えて、その働きを手助けします。もともと自分の体が持っている、でも何らかの影響で弱まったり、すり減ってしまったりした力を、ある程度まで引き上げるのです。

つまり、たとえば現在三十五歳の方の体の働きが四十歳くらいまで衰えてしまっていたとしたら、それを本来の三十五歳のレベルまで引き上げようという考え方です。

自分が持っている体の働きを従来の力に近づけるためのベースアップなので、やめたからといって症状が著しく悪化してしまうということはありません。そして、ある程度まで、つまり年齢相応のところまで体の働きを底上げしたら、そこからは少ない手間で維持していきます。

繰り返しになりますが、私たちの体の機能は、年とともに衰えてしまいます。これは仕方のないことです。ただ、この衰える速度が、たとえば年齢に不相応に急激だったりすると、つらい症状やいつまでもつきまとう不調として出てきてしまうので、それを未然に防いでいきましょうということなのです。

近年私のところに相談にいらっしゃる女性たちの中には、産後のケアが不十分なまま仕事に復帰したり、仕事のストレスがずっとかかりっぱなしだったり、不規則な生活が続いたりするために、腎に負担がかかり、血を十分に養えていない方が多く見られます。こういう方は、そのままの生活習慣を続けていると、老化がどんどん加速し、つらい不調が出てきてしまうでしょう。

ですから、体調不良が現れる前に、そして症状がひどくなる前に、ぜひスローエイジングの手当てをスタートさせてください。

開始の目安は腎精が衰えはじめる三十五歳前後ですが、老いの兆しである

「乾燥」を感じたらすぐに始めて大丈夫。開始が早ければ、加齢によって現れるさまざまなつらい症状を未然に防ぐことができますし、程度が軽いうちに対処することができるからです。

逆に、**いつからだって遅すぎるということはありません。今日が一番若いのですから、思い立った日から取り入れていきましょう。**

スローエイジングは、十年、二十年先に素敵に年を重ねていけるためにだけではなく、これからの十年間、二十年間を心地よく過ごすためにも役立ちます。スローエイジングの手当てを実践すれば、体の働きがベースアップされるので、加齢によるダメージを受けづらい状態を維持できるからです。

いわば、健やかに過ごす時間を未来の自分にプレゼントしているようなものです。未来へと歩きつづけている自分のため、そして実現したい将来の自分のために、ぜひ実践してください。

あの西太后も実践していたすごい手当て

あなたは、西太后をご存じですか。映画「ラストエンペラー」で有名な清朝最後の皇帝である宣統帝、愛新覚羅溥儀《あいしんかくらふぎ》の大伯母にあたる女性です。『西太后の不老術』(宮原桂著/新潮社)によると彼女は、平均寿命が四十五歳前後だった当時の中国において、七十四歳まで生きました。その暮らしぶりは、まさに現代人と同様、栄養過多、運動不足、過度のストレス、という状況だったのにもかかわらずです。

さらにいうと、西太后は大変な美食家でした。食卓には常時、なんと百皿を超える料理が並べられたといいます。

また、移動は専用の輿《こし》を使用していたため、歩くこともなく常に運動不足。まさに電車や車で通勤をして、ほとんど歩かないという現代の私たちのようですね。

加えて、当時の中国では、国内外で問題が山積していました。国外では列強諸国に圧力をかけられて不平等条約を押しつけられ、国内も権力争いで混乱状態にありました。そんな中、政権を掌握していた西太后に降りかかるストレスはどれほどのものだったのでしょう……。

西太后は、そのような常人には到底耐え切れないストレスフルな環境に約五十年にわたってさらされつづけていました。

このように西太后は、現代の私たちと同じように「栄養過多」「運動不足」「過度のストレス」という三つの影響を強く受けていたわけですが、前述の通り長生きし、しかも亡くなる直前まで頭がしっかりとして物忘れもありませんでした。さらに、残っている晩年の写真を見ると、髪も黒々として、肌にも張りがあったようです。

それはなぜなのでしょうか。

実は、西太后の健康を支える秘伝の薬膳（食事療法）と漢方処方があって、西太后を老いから遠ざけていたのです。まさに、実年齢よりもゆっくりと年齢を重ねていく、スローエイジングの実践者だったといえるでしょう。

このように、スローエイジングの手当ては古くから人々の暮らしに取り入れられてきた健康&美容法です。そして、実際に効果を発揮し、活き活きと、かつ凜と年を重ねるために大いに役立ってきました。

さああなたも、今日から始めてみませんか?

第2章

「いつもなんか不調」がすっと消える「腎」の養い方

若さと老いをコントロールするカギは「腎」の働きにある

第1章で「腎」は「若さと老いをコントロールする要」だというお話をしました。

本章ではいよいよ、スローエイジングの要である腎に負担をかけないようにする方法や、ダメージを受けてしまった腎を回復させる方法についてご紹介していきます。腎をしっかり養い、不調を吹き飛ばしてしまいましょう。

その前に、腎についてもう少し詳しく説明させてください。というのも、私たちになじみのある西洋医学でいう「腎」（腎臓）と、東洋医学でいう「腎」には、役割に差があるためです。

東洋医学でいう腎は、生殖能力、成長ホルモンや女性ホルモンなどのホルモンバランスの調整、免疫機能、骨代謝などを司っています。西洋医学の腎とはだいぶイメージが違いますよね。

そして、忘れてはならないのが、血液中の老廃物をこして尿として余分なものを排出するという水分の調節です。これは西洋医学でいう腎と一緒ですが、この「水分調節」という役割においても、西洋医学と異なる点が一つあります。東洋医学における「水分調節」という働きの中には水分の排出だけでなく、**「体の潤いを保つ役割」**も含むということです。

さて、これを踏まえて、腎とエイジングによる体調不良の関係についてお話ししていきましょう。

体内の水分量は、新生児で体重の約八〇パーセント、成人で約六〇パーセントですが、七十歳くらいからは五〇パーセントほどにまで落ち込みます。

さらに、何らかの理由で腎の働きが低下していると、年齢以上に体の中の水分が失われて、どんどん乾燥していってしまいます。そして、それは乾燥肌、ドライアイやドライマウスなどのドライシンドローム、膣《ちつ》の粘膜の乾燥による性交痛、関節液（関節がスムーズに動くための潤滑液。関節の軟骨に栄養を与えている）の減少による関節痛などのつらい症状となって体に悪影響を及ぼします。

年を重ねると、体のあちこちに出てくる不調の原因。それは腎の働きが衰え、体内の水分を十分に保てなくなって乾燥してしまうためだったのです。

ところで、健康情報誌やウェブサイトなどで「健康のためには一日に二〜三リットルの水を飲むとよい」という記事を読んだことがありませんか。実は、これは誤り。水をがぶがぶ飲めば体の中が潤うのかというと、けっしてそうではありません。

少し想像してみてください。水をたくさん飲んだからといって、たちまち肌がぷるぷると瑞々《みずみず》しくなるでしょうか。なりませんよね。水をたくさん飲んだら、たちまち目が潤ってドライアイが治るわけでもありません。それはなぜかというと、私たちの体は、水分が三〇〇ミリリットル減ったとしたら、三〇〇ミリリットルの水を足すとあっという間に元通りになるというものではないからです。そうではなく、いかに体の中の細胞一つひとつに水分を届けてあげられるかということこそが大切なのです。

それどころか、大量の水分で胃だけがポチャポチャになった状態は、体にとって好ましくありません。胃の中にたまった大量の水分は胃酸を薄め、消化能力を低下させるからです。消化機能が落ちると食べ物をスムーズに消化することができなくなって、胃が痛くなったり、ムカムカして、食欲が低下したりしてくるでしょう。そして、食べられない、消化できないという状態が続くと、体に必要な栄養の摂取が不十分になります。

よく夏場に、熱中症対策のために水分をたくさん摂った方が食欲不振に陥り、栄養不足状態になってしまうことがありますが、その理由がこの消化能力の低下です。ご高齢の方にしばしば見られます。ただし、熱中症対策としては水分補給も非常に大事です。要は、消化能力を低下させることなく、上手に効率よく水分を摂る必要があるのです。

では、体内に水分を効率よく取り入れるには、どうしたらいいのでしょうか。

おすすめは、水そのものではなく、水分を豊富に含む食材をスープや鍋にして摂るという方法です。具体的な食材については、あとで体質別、症状別に詳しくお話しします。

同じ年でも、老けて見える人と若く見える人がいるのはなぜ？

周りにいる同じくらいの年齢の方を見比べてみたとき、トラブルや不調をたくさん抱えていて年齢よりも老けた印象の方もいれば、トラブルとは無縁といった感じで年齢よりもかなり若々しい方もいますよね。

その差はどこにあるのか気になりませんか。

答えは、その方の体の中の「気」「血《けつ》」「津液《しんえき》」のバランスにあります。

「気」「血」「津液」とは、東洋医学でいう体を作る構成成分のこと。

私の薬局を訪れる患者さんでも、このバランスがうまく保たれている人は症状が出ない、あるいは出ても軽く済む傾向にあり、バランスの崩れが大きい人は、症状が激しく、つらい思いをしている傾向にあります。

つまり、あなたが老化によるトラブルを起こしやすいかどうかは、この三つの調和がいかに取れているかにかかっているといえます。

それでは、どうすれば「気」「血」「津液」のバランスを上手に取ることができるのでしょうか。その前に、聞き慣れない方も多いと思うので、まずは「気」「血」「津液」とは何なのかを説明したいと思います。難しそうと思うかもしれませんが、心配いりません。「へえ、そうなんだ」と、なんとなくイメージを思い浮かべ、頭の片隅に留めておいていただければそれでOKです。

● 気

生命活動を支えるエネルギーのことです。気には、「内臓や器官を動かし、正常に働くようにする」「体温を適切に保つ」「ウイルスや寒さなど、病気の外的要因が体内に侵入することを防ぐ」「血液、体液が体外へ漏れ出すのを防ぐ」「新陳代謝を促す」という働きがあります。

● 血

血は、気の働きにより全身をめぐり、「体の組織や器官に栄養や潤いを与える」「精神活動を支える」という役割を担っています。

● 津液

体に必要な血液以外の水分で、組織液、体腔《たいくう》液、リンパ液などの体液のことを指します。「体の細胞や組織に潤いを与える」「潤いを与えることで余分

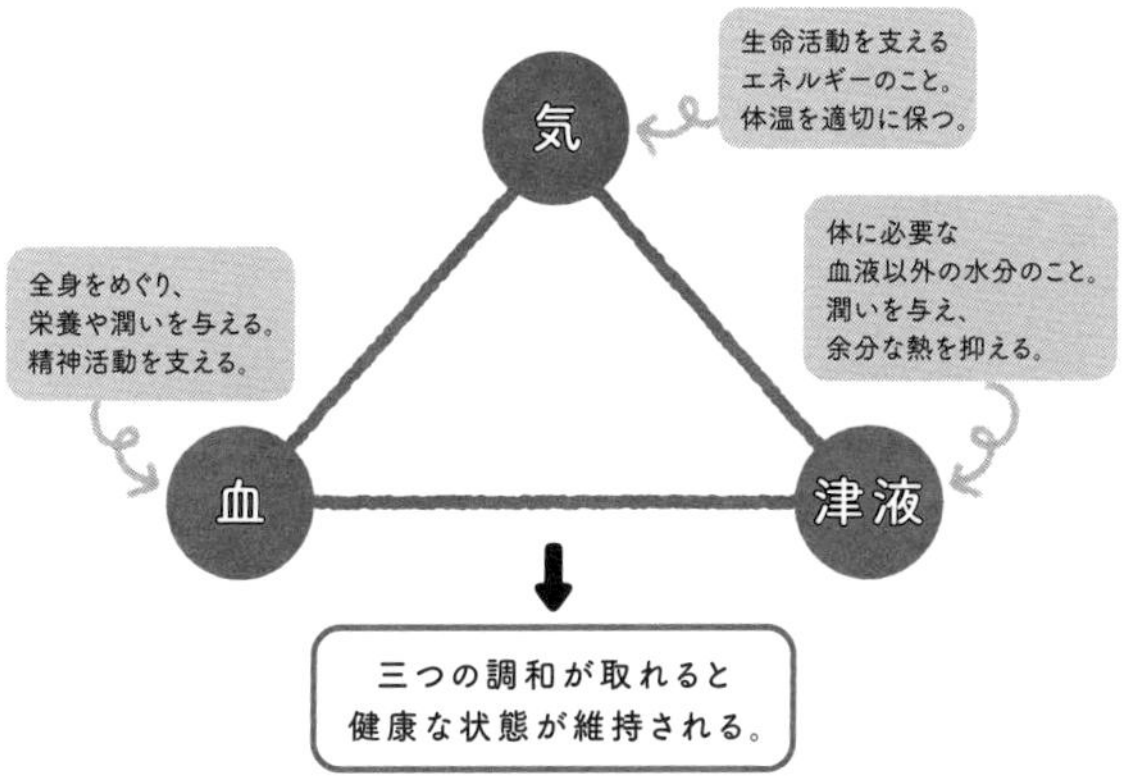
生命活動を支える
エネルギーのこと。
体温を適切に保つ。
気
全身をめぐり、
栄養や潤いを与える。
精神活動を支える。
体に必要な
血液以外の水分のこと。
潤いを与え、
余分な熱を抑える。
血
津液
三つの調和が取れると
健康な状態が維持される。

「気」「血」「津液」の関係

な熱を抑え、体温の調整をする」という働きがあります。

いかがですか。

なんとなく「気」「血」「津液」のイメージがつかめたでしょうか。私たちの体の中では、これら三つが絶えず、上手にバランスを取り合って、健康な状態を維持しようと働いているわけです。

「気」「血」「津液」のイメージがつかめたところで、次にこれら三つがどういう状態の場合にバランスがいいといえるのかをご説明したいと思います。

まず「気」「血」「津液」の三つを、「陰」と「陽」という二つのグループに分けて考えます。

東洋医学では、自然界のすべてのものは「陰」と「陽」のいずれかの性質を持つと考えられていて、陽は、動、上向、外側、明るい、温熱、興奮などの性質を、一方の陰は、静、下向、内側、暗い、寒涼、鎮静などの性質を有します。

これに照らし合わせると、たとえば昼や夏は「陽」に分類され、夜や冬は「陰」に属するとされています。

同様に「気」「血」「津液」を、「陰」と「陽」に分類すると、陽のグループに含まれるのは「気」です。そして、陰のグループに含まれるのは「血」と「津液」となります。

東洋医学では、この「陰」「陽」のバランスが体の中でうまく保たれている状態を、「気」「血」「津液」が調和していて、健康な状態だと判断します。

不調を防ぐには、陰陽のバランスが取れていることが何より大事！

ここまでで述べてきたように、「陰」「陽」のバランスが保たれていることが、健康のためには大切なことです。
このバランスの正常な状態を図に示すと、63ページのようになります。「バランスがうまく取れている」ということがイメージできましたか。「陰」と「陽」がちょうど釣り合っています。

それでは次に、陰陽のバランスが崩れた状態をチェックしていきましょう。

ひとくちに「陰」「陽」のバランスが崩れるといっても、その崩れ方、すなわち陰陽の多寡によって、さまざまなタイプがあることがおわかりになるかと思います。

そして、それぞれの崩れ方によって現れる不調も変わってきます。ある人には合っている手当てや対処法が自分にはなぜか合わない、という理由の一端を担うのが、まさにこれです。

人によって、バランスの乱れ方のタイプも違えば、「陰」「陽」がそれぞれどのくらいずつ減っているのかも異なるからです。

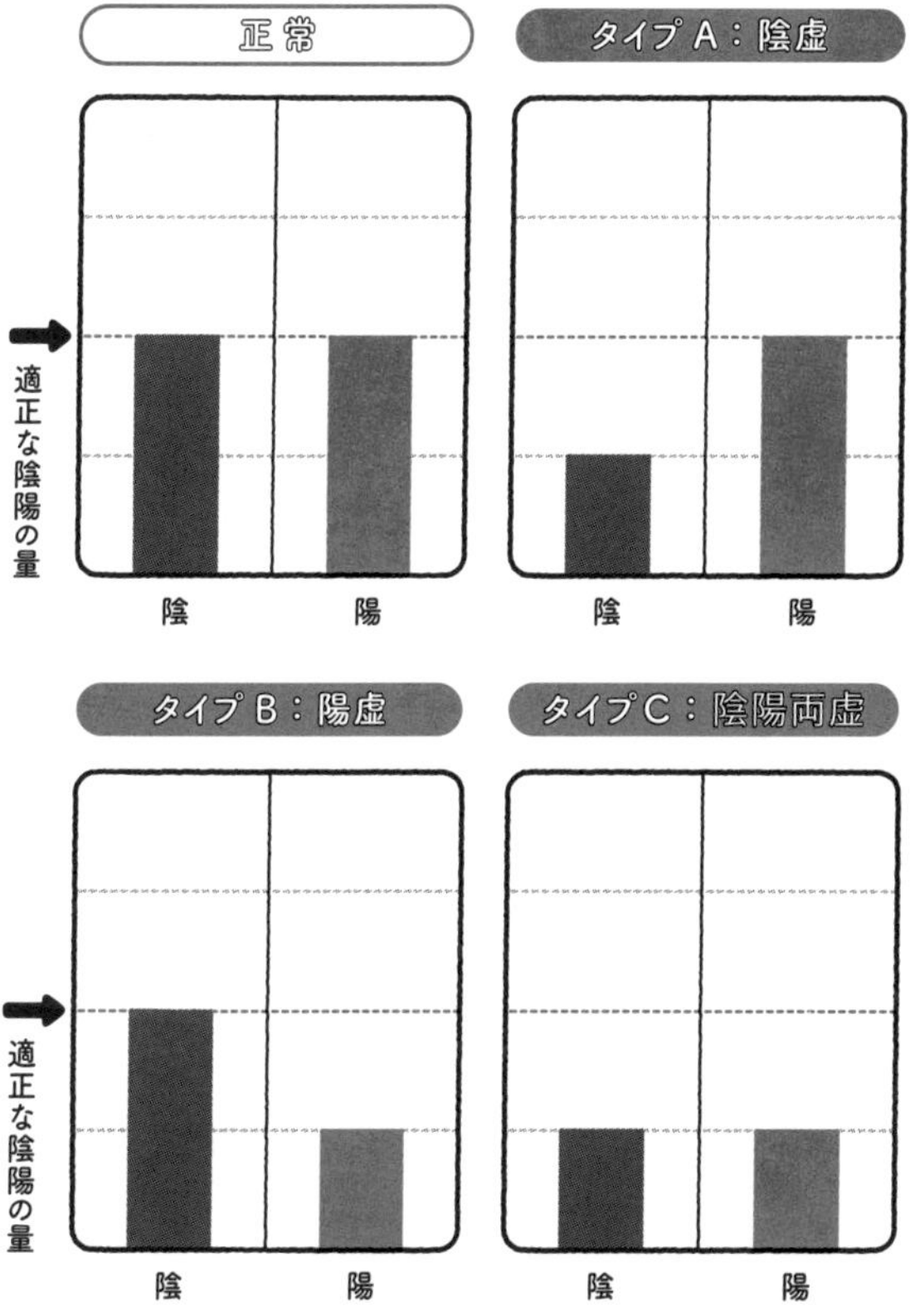

陰陽のバランス

たとえば、タイプAの陰が減っている人と、タイプBの陽が減っている人とでは、当然対処法は違います。タイプAの人は不足した陰を増やす対処をし、Bの人は陽を増やす対処をする必要があります。

それなのに、タイプAの人が「あの人は、この方法できれいになったから」と、タイプBの人の対処法を真似したとしましょう。

すると、体調がよくなるどころか、むしろバランスの乱れが余計にひどくなるので、さらに具合が悪くなってしまいかねません。なぜなら、本来「陰」を補充し潤さないといけない人が、それとは反対に「陽」をさらに増やして体を必要以上に温めてしまうことになるからです。

あなたのその不調は、腎の陰陽バランスが崩れると起こる

さて、これまでに、私たちの体全般における陰陽のバランスのことをお話

ししてきました。ここからは、老いと若さを司る「腎」において、陰陽のバランスが崩れるとどのような体調変化や症状が現れるのかを見ていきます。

●タイプA：腎の「陽」が正常で「陰」が少ない

「陰」すなわち、「血」と「津液」という体を潤わせる要素が不足している「潤い不足」の状態です。健康や美容面で問題となる「乾燥」は、この陰不足に起因します。

これを東洋医学の言い方で「陰」が「虚している」状態ということで、**「陰虚」**といいます。

腎の陰が本来あるべき量に達していないと、若さを保つことが難しくなり、白髪、しわ、しみなどのトラブルや不調が現れます。

実は、なんとなく手が温かく、握手をすると「手、あったかいね」と言われる人は、陰虚であることが多いのです。というのも、陰虚の人は陰陽のバランスを見たとき、体を温める作用を持つ「陽」が相対的に多いので、「体が温かい」「体がほてりやすい」という症状が現れるためです。また、夏になるとのぼせやすく、手足が熱いと感じる一方で、冬は比較的過ごしやすいという方も陰虚の傾向があります。

なお、普段は陰陽のバランスが取れた人でも、過労や睡眠不足が続いたり、高熱が出たり熱中症になったりすると、津液が急激に消耗されて「陰虚」の状態に陥ることがあります。

●タイプB：腎の「陰」が正常で「陽」が少ない

さて、「潤い不足」「乾燥」と並んで、スローエイジング世代によく見られ、頭を悩ませる症状が「冷え」ではないでしょうか。

冷えが現れやすいのがタイプB**「陽虚」**です。陽虚は、「気」が属する「陽」が減っている状態、つまり体を温めるエネルギーである「気」が不足しているということです。だから体を温めることができずに「冷え」が生じるのです。冷え性、寒がりという方は、陽虚である可能性が高いと考えられます。

腎の陽が不足すると、下半身、とくに腰と足首の冷えが強く感じられます。

他の不調としては、私たちが活き活きと活動するために必要なエネルギーが不足しているため、普段から疲れやすいという特徴があります。そして、疲労が続くと、ただでさえ少ない気がどんどん消耗されるので、気力がない、まったく動きたくない、という状態になることもあるかもしれません。

●タイプC：腎の「陰」「陽」がともに本来あるべき量より不足している

冷えもあるし、乾燥もしていると感じる方はいませんか。

そういう方は、本来あるべき量に陰陽ともに達しておらず、しかもバランスが乱れているタイプと考えられます。これを**「陰陽両虚」**といいます。また、歯ぐきが衰える、歯がもろくなる、物忘れがひどくなる、足腰が衰えるといったいわゆる老化現象が見られるのも、腎の陰と陽が減少している方の特徴です。

この陰陽両虚タイプの方は、陰陽の落差が大きければ大きいほど、つまりバランスの乱れが大きいほどつらい症状に悩まされているはずです。

なお、陰陽ともに標準には達していないけれど、少ないなりにバランスが取れているという方もいます。いわゆる老化によってゆるやかに陰陽がともに減っていっている方によく見られる状態なのですが、この場合は標準の量には達していないものの、陰陽の調和は取れているため、つらい自覚症状はあまり感じられません。

ただし、二十〜三十歳代で、七十歳代や八十歳代のレベルまで陰陽が減っている、でも陰陽のバランスは取れているという方の場合、「同年代の人のように活発に動けない」「若白髪が出る」などの不調が現れている可能性があります。

いかがでしょうか。陰陽のバランスが崩れているといっても、現れる不調やトラブルはタイプによって異なることがおわかりいただけたかと思います。思い当たる症状があり「どうしよう」と不安になったり、「老化が始まってしまっている」と落ち込んでしまったりした方がいるかもしれませんが、ぜひ、このまま本書を読み進めていってください。

これから、「若さと老いをコントロールする腎」の陰陽のバランスを整え、年齢以上に減ってしまった陰陽の底上げをする生活習慣の見直し方をお伝えしていきます。誰にでもすぐに実践できる簡単な方法なので、できそうなことからぜひ取り入れてみてください。

毎日の暮らしの中で、無理のない範囲で少しずつでも実践していただければ、腎に負担をかけるのを防ぐのと同時に、ダメージを回復させることができます。また、つらい症状を減らしたり、現れたりしないように体内の陰陽のバランスを正常に近づけることができます。

さあ、それでは一緒に、腎の消耗を避け、陰陽のバランスを整える生活習慣を見ていきましょう。

やってはいけない！老いを加速させる「三大NG」の生活習慣

スローエイジングの第一歩。

それは、老いと若さをコントロールしている腎がダメージを受けないようにすることですが、スローエイジングの手当てを実践するためにまず押さえておきたいのは、老いを早めてしまう生活習慣を知っておくことです。

それをこれからお伝えしますので、自分の普段の暮らしと照らし合わせてみてください。

もし、腎にダメージを与える生活習慣があるようだったら、頑張りすぎず、できそうなことから一つずつ、毎日の過ごし方を変えてみてください。

それでは、腎に負担をかける生活習慣を三つ見ていきましょう。

●過労

過度な疲労（過度な運動）はエネルギーを消耗させ、エネルギー不足になった腎は本来の働きができなくなってしまいます。疲れ切る前にできるだけ休息を取り、疲労感がなくなってから動くようにしましょう。

●睡眠不足

睡眠は、美容と健康にとって不可欠です。

腎の陰と陽は毎日の暮らしの中でもだんだん減っていきます。腎を車だとすると、陰と陽（とくに陰）は車を動かすためのガソリンのようなものなのです。

では、一日のうちでいつガソリンの補給をしているのかというと、それは睡眠中。寝不足になると補給が間に合わず、陰が不十分なまま次の日を過ごすことになります。それが続くと、腎の陰がどんどん減って、うまく機能しなくなってしまい、乾燥と老化が進んでいきます。だから、睡眠不足はあなたの美容と健康の大敵なのです。

●冷え

冷えは、腎に負担をかける最大の敵ともいえます。冷え対策についてはとくに重要なので、次の項で詳しく説明します。

これら三つの生活習慣が、腎に負担をかける要因となっています。

また、もう一つつけ加えるならば、セックスの問題があります。性行為は腎をエネルギー不足に陥らせ、正常に機能できなくさせる場合があります。エネルギーを消耗させるような過度の性行為は控えたほうがいいというように考えてください。

これらをすべて同時に改めるのは大変だと思うので、まずは「睡眠不足対策」から始めてみてください。睡眠時間をしっかり確保し、一日のうちで消耗された陰陽を、毎日その日のうちにもとのレベルまで戻して腎をいたわり、次の日にダメージを持ち越さないというイメージです。

初めの一歩をここから踏み出しましょう。

腎に負担をかける一番の大敵は、「冷え」

先の項で「冷え」は腎に負担をかける最大の敵だといいました。

実は、ずっと冷えにさらされていると「体温を維持しなければ」と体が判断して、体温を保つためのエネルギーとして「気」を消耗してしまうのです。そして、気が減るとエネルギー不足になるので、腎がうまく機能できなくなり、若さと老いをコントロールする働きが低下します。その結果、しわやしみが増える、だるさが抜けない、といった老いに伴うさまざまな不調が進んでしまうのです。

腎にとって大敵の冷えですが、冷えを遠ざけることは、腎がスムーズに機能するということ以外にもたくさんのメリットをもたらしてくれます。

体温が一度下がると、免疫力が三〇パーセント近く低下することをご存じでしょうか。体を冷やさないことで免疫力が保たれ、風邪などの病気にもかかりづらくなるのです。

さらに、冷えを防ぐことは、食べたものを消化吸収してエネルギーを作る胃腸を守るのにも役立ちます。若さを保つ生命エネルギーである腎精のうち、後天の精は食べ物から作られるということを第1章で述べました。胃腸がきちんと働いていないと、食べ物から得られる後天の精も作ることはできません。

つまり、冷えを遠ざけることは、腎とともに胃腸にも負担をかけないようにするということ。スローエイジングのために、とても理にかなっているのです。

冷えを遠ざけて健康を守る生活習慣と食事とは?

では、どのようにして冷えを遠ざければよいのでしょうか。

まずは、物理的な手段で手っ取り早く冷えをシャットアウトする方法です。

とくに集中的に保護していただきたいのが、腰と足首です。

東洋医学では「腰は腎の府」といわれており、腰は腎ととりわけ関わりが深い場所とされています。したがって、腰を温めることが腎を守ることにつながります。

足首を温める理由は、足首には腎の働きを高めてくれるツボが集まっているためです。だから、足首を温めることは、腎を冷えから守ることにつながるのです。

腹巻きやレッグウォーマーを使うのもいいでしょう。温めアイテムをうまく活用して、冷えからしっかり腎を守ってください。

入浴もおすすめです。お湯の温度は、四〇〜四一度くらい。「もっと熱めのお湯で、ぽかぽかに温めたほうがいいのでは?」と思う方がいるかもしれませんが、実は、熱すぎるお風呂には問題があります。

それは、熱いお風呂につかって汗をたくさんかくと、津液を消耗してしまうということです。津液は肌や体を潤してくれるもとでしたよね。それが消耗し、不足すると、乾燥が進んでしまいます。とくに「陰虚」タイプの方は、入浴の温度に注意し、長く入りすぎないようにしてくださいね。

もう一つ、お風呂の入り方で気をつけてほしいことがあります。それは、お湯につかる際は、胸のラインまでに留めるのが好ましいということ。なぜかというと、長時間肩までつかると水圧で心臓に負担がかかってしまうからです。とくに心臓にトラブルがある方は、頭の片隅に留めておいていただけたらと思います。

さて、次に、生活習慣で取り入れられる冷え対策の手当てをお伝えしましょう。

まずは、水分の摂り方です。

「冷えたビールが大好き！」「飲み物は冷たいものをペットボトルでごくごく飲む」という方は多いと思いますが、実はこれらは、体の中を急激に冷やしてしまうので好ましくありません。

ビールやペットボトルの飲み物の温度を仮に五度、人の内臓の温度を三八度とします。冷たい飲み物を一気にごくごくと飲んだときの体の中がどうなっているのか、想像してみてください。

三八度の体内に、三〇度以上もの温度差がある飲み物が一気に流れ込むと、内臓が冷たいものにさらされることになります。すると、体は「早く体の中の温度を三八度に戻さなくては」と熱エネルギーを使って、一生懸命体温を上げはじめます。実は、これにはものすごい熱量を使います。でも残念ながら、熱量を使うからといって「やせる！」ということではありません。

そうではなく、気を大量に消耗し、腎や胃腸の機能をぐっと低下させてしまうということになるのです。胃腸の機能が落ちると、先ほど述べたように、若々しさを保つために必要な「後天の精」をきちんと作ることができなくなるので、体の不調や老いが進んでしまいます。

冷たい飲み物はできるだけ避けたほうがいいのですが、一切飲んだらいけないのかというと、けっしてそんなことはありません。胃腸や腎への負担を軽くするためのちょっとした工夫をしていただけたら、ダメージは少なくて済むでしょう。

その工夫の一つは、**缶ビールやペットボトルの飲み物は、容器から直接飲むのではなく、いったんコップに注いで、口に含むようにしてゆっくり飲む**ということです。これで、少しでも冷えによるダメージは抑えられます。

第1章でもお話ししましたが、中国では腎や胃腸の大敵・冷えを遠ざける生活習慣が人々の間に根付いています。以前に研修で中国を訪れたときにも、それを実感しました。

食事をするためにレストランに入ったときのこと。ビールを注文しようと思ってメニューを見てみると、常温のものと、冷たいものを選べるようになっていたのです。それくらい冷えを避けることが中国では浸透しているのですね。

さて、話はそれましたが、もう一つ食生活のことについてお話しさせてください。

本書をお読みになっている方の中には、果物や甘いものが大好きという方がいらっしゃると思いますが、甘いものや多くの果物には体を冷やす性質があります。ですから、甘いものの摂り方にもちょっとした工夫が必要になります。

まず、果物は、夕食後のデザートに摂るのは避けて、朝に摂るように心がけてみてください。そして、冷蔵庫で冷やしすぎず、できれば常温で召し上がってください。なぜ夜に摂るのがよくないのかというと、睡眠の時間帯は腎がダメージを回復するための大切な時間だから。果物で冷えた体温を上げるためにエネルギーが消費されてしまうと、ダメージの回復が妨げられてしまいかねません。

次に甘いものの摂り方ですが、もし、どうしても甘いものを食べたいなら、白糖で作られたものではなく、黒糖で作られたものを選ぶといいでしょう。料理に使う砂糖も、できれば白糖ではなく黒糖などを使うのがおすすめです。

ちょっとした工夫ですが、これを心がけるだけでも冷えを遠ざけることができるはずです。

これで一安心！　腎が受けたダメージから回復する簡単な方法

腎に負担をかけない方法を知り、なるべくダメージを受けないように気をつけても、常に完璧に過ごせるわけではありませんし、年を重ねることで腎は少しずつ消耗してしまうものです。

でも、心配は不要です。ダメージから回復する方法はちゃんとあります。

東洋医学には、先ほど申し上げた「陰陽」の考え方のほかに、「五行説」という考え方があります。自然に存在するすべてのものや事象は「木」「火」「土」「金」「水」の五つの要素から成り立ち、分類されているという考え方です。

「腎」は五行説では「水」に属していて、「黒」「しょっぱい」といった性質と関連が深く、これらが腎を守ってくれると考えられています。腎が受けた負担を癒すには、腎と関連深いものの力を借りて、ダメージを修復するのです。

まずは食養生から見てみましょう。

腎の働きを助ける食材としては、黒い食べ物、たとえば海藻類、黒キクラゲ、黒豆、黒ゴマなどが挙げられます。

そして、同様に腎と関わりの深い「しょっぱい」ものですが、この「しょっぱい」は天然の塩分、つまり海産物などによる塩辛い味を指します。料理に使う塩も精製されたものではなく、なるべく天然のものを選ぶといいでしょう。人工的に合成された「しょっぱい」ものは、腎を癒すことにはつながらないので気をつけてくださいね。ただし、天然のものでも、摂りすぎには注意してください。

また、ねばねば系の食べ物も腎を癒すのに役立つとされているので、納豆、山芋、オクラなどを摂るのもおすすめです。

さらに、腎は季節でいうと「冬」と関連が強いとされており、冬は腎を守る季節と考えられています。

冬にはできれば過度に動き回るのを控え、過労を避けて腎を消耗しないように過ごすことが大切です。年末年始は忙しいかと思いますが、睡眠だけでもしっかり取るようにしましょう。冬の間にしっかりと腎を休ませて腎精をたくわえておけば、春から夏、秋を活き活きと過ごすことができるはずです。

自然の力を借りて、毎日コツコツと体のメンテナンスをしよう

東洋医学のスローエイジングでは、このように自然の力を毎日の暮らしの

中に取り入れることで腎のダメージを回復させ、自分自身の体が持つ力を利用して若々しさを保っていきます。

あなたはこれまでに、乾燥やしわ、しみなどのエイジングケアに高価な美容液やクリームを使ったり、健康のためにと何種類ものサプリメントを飲んだりしてきたけれど、あまり変化を感じられなかったということはないでしょうか。

それは、いわば老朽化して正常に製品を作ることができなくなった工場に、よい材料をどんどん投入しているようなものです。工場自体に故障があってうまく作動していなかったら、どんなによい材料を使っても優れた製品はできないし、生産量も上がりませんよね。

質のよい製品を作り、低下した生産量を上げるためには、製品を作り出すもとである工場をしっかりメンテナンスしていく必要があります。メンテナンスというとなんだか大変そうに思うかもしれませんが、腎の手当てに特別なケアは必要ありません。

生活習慣を見直して日々受けるダメージを減らし、しっかり養うだけです。工場に喩えると、一日フル回転させた機械を、一日の仕事の終わりにきれいに掃除し、油をさして明日もちゃんと動作するようにメンテナンスをするようなイメージです。

スローエイジングは、老朽化した工場である「腎」を自然の力を借りてコツコツと修繕して正しく働くようにし、若々しさを保つ「腎精」や「潤い」をいつまでも自分の力で作り出していくための方法なのです。

第3章

「いつもなんか不調」がすっと消える「血」の保ち方

若々しさを保つために欠かせない「血」の質とは？

若々しさを保ち、老化の速度を遅らせる「スローエイジング」にとって大切なこと。

その一つは、第2章でお話しした通り、腎がダメージを受けない生活習慣を心がけることです。そして腎がダメージを受けてしまったら、できるだけその都度いたわってあげる手当てをすることでしたね。

実は、スローエイジングに欠かせないことがもう一つあります。

それは「血《けつ》」を良質に保つことです。

血は全身の隅々の細胞に栄養と潤いを届ける役割を担っています。体を若々しく、活き活きとさせ、栄養不足、潤い不足にならないようにするためには、「血」の質を保ち、なおかつ体の隅々まで、さらさらと縦横無尽に行き渡らせることが必要なのです。

本章では「血」の質が悪くなると、いったいどのような不調が現れるのか、トラブルを未然に防ぎ、もし不調が起きたときにリカバリーするにはどうすればいいのかをお伝えしたいと思います。

人は血管とともに老いる

「人は血管とともに老いる」

十九〜二十世紀に生きた著名な医師ウィリアム・オスラー博士の言葉です。誰でも年齢を重ねると血管が硬く、もろくなり、流れが悪くなるということは、古くから知られていたことなのですね。

ところで、みなさんは「血管」と聞いたとき、まず何を思い浮かべますか。多くの方が、真っ赤な血液が勢いよく流れる「動脈」をイメージするのではないでしょうか。そして、動脈こそが全身の血流を支えている重要な血管だと思っているかもしれません。

ところが、実は「動脈」「静脈」「毛細血管」のうち、血流を支える主役は「毛細血管」です。

毛細血管は、全身の血管の九九パーセントを占めており、毛細血管をつなげると、その長さはなんと地球二周半分にもなるそうです。そして、全身に網の目のように細かく張りめぐらされ、体の隅々にまでくまなく栄養と酸素を送り届け、また老廃物を回収するという重要な役割を果たしています。

では、毛細血管はスローエイジングとはどのように関連してくるのでしょうか。

毛細血管は内皮細胞という一つの細胞からできていて、およそ千日周期で生まれ変わっています。つまり、三年弱くらいで新陳代謝しているというわけです。

ところが、四十歳にさしかかった頃になると、毛細血管は新しく生まれ変わることなく死んでいく割合が増えていきます。さらに六十歳代になると、毛細血管の数はなんとピーク時の六〇パーセントにまで落ち込みます。そうすると、栄養や潤いが体の隅々まで届きづらくなり、同時に老廃物をうまく回収できなくなって新陳代謝が低下します。

年とともに毛細血管の数が減り、その結果、新陳代謝が低下してしまうのは仕方がないことなのですが、このような状況にあっても、いつまでも活き活きと過ごしつづけたいですよね。

大切なのは、毛細血管が六〇パーセントにまで減ってしまった状態でも、うまくやりくりして、血液を指先へ、髪の毛一本一本へと十分に届けてあげるということです。

それは、年齢に逆らって毛細血管の量を二十歳代、三十歳代のレベルにまで無理矢理戻すということではありません。少ない毛細血管でも、年相応に必要な栄養を全身に行き渡らせることができれば十分です。

あなたの血流を悪くする三つの原因

全身に栄養や潤いを行き渡らせるために大切な役割を果たす血流。

その血流を悪化させ、老化を進めてしまう原因は東洋医学の観点から見ると、三つあります。

●気虚

まず考えられるのが、「**気虚**」が原因となるパターンです。

第2章でお話しした通り、「血」は「気」の働きによって全身をめぐっていますす。だから、気が少なくなると、血がスムーズに流れなくなってしまうのです。

では、なぜ気は少なくなるのでしょうか。

気は主に「脾《ひ》」すなわち胃腸で作られるので、寝不足、過労、冷えなどによって胃腸がダメージを受けて、働きが低下していることが一つの原因です。なお、生活習慣病などの慢性疾患や手術などが気の不足を招くこともあります。長患いのために気が消耗して「気虚」の状態になり、血流を悪くしてしまうのです。

●気滞

次に考えられる原因は「気滞」です。気滞は、文字通り、気が滞って流れづらくなっている状態です。気をめぐらせる役割は「肝」が果たしているので、肝がダメージを受けると、気滞の状態に陥りやすくなります。

では、肝は何によってダメージを受けるのかというと、ストレスです。ストレスを受けて肝が消耗すると、気をめぐらせる働きが弱くなるので、血を全身にうまく届けられなくなり、血流が悪くなります。

●血虚

三つ目は、血そのものが減ってしまっている「血虚」です。そもそもないものを流すことはできませんよね。血が足りないのは、もともとの体質もありますが、ダイエットや偏った食生活などに原因がある場合が多いので、まずは食生活を見直す必要があります。

このようにして、血の流れが悪くなっている状態を、東洋医学では「瘀血《おけつ》」といいます。

「脾」「腎」「肝」のトラブルはなぜ起こるのか？

それでは、血流が悪い状態「瘀血」が続くと、どのような不調が出てくるのでしょうか。

よく見られる症状は、「脾」「腎」「肝」に現れます。それぞれどのようなトラブルが起こるのかを見てみましょう。

●脾のトラブル

とくに多く見られるのは、脾、すなわち胃腸のトラブルです。

みなさんご存じの通り、胃では胃酸が分泌されて食べ物を消化しているわけですが、どうして胃そのものは胃酸によって消化されずにいられるのでしょうか。それは、胃の内側を覆っている粘膜（粘液）のおかげです。胃粘膜には毛細血管が張りめぐらされており、このおかげで正常な働きを保っているのです。

ですから、加齢やストレスなど、血管の老化を加速させるダメージを受けることによって毛細血管が減ったり、血流が悪くなったりすると、粘膜は正常に働かなくなりバリア機能が低下してしまうのです。

その結果、粘膜の働きが衰えた部分が胃酸による刺激を受けて、「胃がもたれる」「胃が痛む」という不調を起こします。これがひどくなると胃潰瘍になることもあります。

さらに、胃粘膜の働きが弱まると、消化吸収する機能も低下してしまいます。すると、栄養の摂取が不十分になり「栄養失調」「やせ」といった症状を起こすことがあります。

なお、胃の粘膜だけではなく、胃腸の機能全般が落ちてくると、老廃物などの不要な物質を体外に排出する機能も低下します。その結果内臓に脂肪がたまりやすくなり、メタボや、やせているのに内臓脂肪が多いという状態となって現れます。

●腎のトラブル

西洋医学でいう「腎臓」には、毛細血管が毛玉のようになって、たくさん集まっています。これを糸球体といい、血液をろ過して尿を作っています。

このように、腎臓の働きには毛細血管が深く関わっているので、毛細血管の減少や血流悪化の影響が腎臓の働きの低下に直接結びつきやすいといえます。

また、血圧をコントロールするホルモンも腎臓から分泌されています。腎臓の働きが低下すると、このホルモンの分泌も乱れるため、血圧のコントロールができなくなり、高血圧になることがあります。ご高齢の方の高血圧の多くは、このホルモンバランスの乱れに起因しています。血圧のコントロールという意味では、高血圧ではなく、逆に低血圧になってしまう方もいます。

一方、東洋医学でいう「腎」の働きが低下することによるトラブルの一つは、頻尿や尿漏れなどの尿の悩みです。これは、イメージしやすいですね。

そして、腎の働きで忘れてはならないのが、骨代謝です。腎の衰えは、骨代謝も低下させ、骨粗しょう症や腰痛などのトラブルを引き起こします。第

2章で出てきた五行説において、腎と骨は深く関連していて、腎は骨を養うとされているからです。

さらに五行説のつながりでいうと、腎の健康状態は髪の毛に反映されるとされています。したがって、腎の血流が滞ってうまく機能していないと、白髪、抜け毛、切れ毛、枝毛、つやがない、パサパサするといった髪のトラブルになって現れるのです。

●肝のトラブル

肝は血をたくわえて、血に栄養を与える働きをしますが、血流が悪くなると肝自体に血が運ばれず、働きが低下してしまいます。

また、肝にはもう一つ、自律神経を調節する役割があるので、血が不足すると自律神経が乱れ、とくにメンタル面でのトラブルが起こります。

自律神経には、体を活動的にさせる交感神経と、リラックスさせる副交感神経があり、私たちの体の働きのすべては、この二つの神経によってコントロールされています。

ですから、肝に血が行き渡らなくなり、機能が低下すると、交感神経と副交感神経の切り替えがうまくいかなくなる「コントロール不能状態」に陥ります。その結果、ストレスが多く緊張が続きやすい現代社会では、交感神経が優位な状態が続き、イライラ、不安感、不眠などのメンタル面の不調が起こるのです。

また、肝は五行説において目、筋肉、爪と結びつきが強いとされています。ですから、肝の働きが悪くなると目のトラブルとして、ドライアイ、かすみ目、目の疲れや視力低下などが、筋肉のトラブルとしては足のつり、肩のこわばりなどが見られます。そして、爪には縦の線が入る、もろく割れやすくなるといったトラブルが見られるようになります。

●その他のトラブル

その他、血流が悪いと起こりやすい不調があるので、代表的なものをご紹介しましょう。

・血流の悪さが原因の肌トラブル（クマ、しみ、そばかす、くすみ、肌がざらざらする、サメ肌、二の腕のぼつぼつ、お尻や太もものぼつぼつなど）
・血の不足が原因の肌トラブル（顔色が悪い、つやがない、乾燥肌など）
・血管が浮き出るトラブル（ふくらはぎの静脈瘤《りゅう》、手やこめかみの静脈が青く浮き出るなど）
・痛みのトラブル（肩こり、首のこり、頭痛、腰痛など）
・冷え（とくに手や足の先）
・物忘れ
・心臓のトラブル（動悸《どうき》、息切れ、不整脈など）

・女性特有のトラブル（生理痛、排卵痛、生理不順、ＰＭＳ、更年期障害など）
・むくみ

美しく年齢を重ねるためのカギは、睡眠・食事・入浴・運動にある

さて、血流が悪くなると現れるさまざまな不調をご紹介してきましたが、思い当たるものはありましたか。

「あった」という方も、心配いりません。これからお話しする方法で血がうまく流れるように工夫すれば、その不快なトラブルを軽くできる可能性があります。今すぐに血流をよくする生活習慣や手当てを実践していきましょう。

今はとくに思い当たらないという方も、ぜひ血流をよくする生活習慣を心

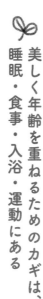

がけてみてください。先ほど述べた通り、毛細血管は年とともに減少するからです。

明日の自分のため、一年後の自分のため、五年後、十年後、もっと先の未来の自分のために、今のうちから血がさらさらとめぐる生活習慣を身につけて、いつまでも活動的に動ける体作りをしていきましょう。

そうすれば、年とともに現れる不快な症状を未然に防ぎ、良好な体調をいつまでも維持しつづけることができるでしょう。

さて、ここからご紹介する毎日の過ごし方は、血流をよくする手助けになるだけではなく、ゆっくりと、そして凜《りん》と年を重ねるために不可欠な「スローエイジング」を実現するための方法でもあります。

どなたでもすぐに実践できることばかりですから、将来、自分がどのようにありたいかを思い浮かべ、それを現実にするために今日からすぐにでも、取り入れてみてください。

「睡眠」――就寝目標時間は二十三時、遅くとも日付が変わる前に眠ろう

良質な睡眠はスローエイジングに欠かせません。なぜかというと、日々の暮らしの中でダメージを受けた毛細血管や細胞を活き活きとよみがえらせ、消耗した腎精を回復できるのは、唯一寝ている間だけだからです。

睡眠不足になると、毎日受けるダメージをその日のうちにカバーできなくなります。するとどうなるかはもうおわかりですよね。そうです。ダメージが積み重なって、老いがどんどん進んでいってしまいます。

つまり、老いを遠ざけて、若々しく美しく年を重ねていく秘訣《ひけつ》は、毎日いかに良質な睡眠を確保するかということです。

ではここで、質のよい睡眠を手助けしてくれる二つのホルモンを紹介したいと思います。

●成長ホルモン

背を伸ばすホルモンというイメージが強く、大人には関係がないと思うかもしれませんが、そうではありません。成長ホルモンには全身の細胞を修復する働きもあるのです。

私たちの体の中では、日々、細胞が壊れては修復されたり新しいものに作り替えられたりしています。これを新陳代謝というのですが、成長ホルモンはこの新陳代謝を活性化する役割を持っています。また、細菌やウイルスなどの外敵から身を守ってくれる免疫力を強化するのも成長ホルモンです。

成長ホルモンの分泌は、寝入りばな約三時間でピークを迎えます。

●メラトニン

メラトニンは、睡眠を促すホルモンです。さらに、「錆《さび》を取る」「老化の予防をする」という抗酸化作用があり、スローエイジングにも欠かせないホルモンといわれています。

メラトニンの分泌に不可欠なのは、朝日を浴びること。

太陽の光を浴びることがきっかけとなり、十五〜十六時間経つとメラトニンの分泌が開始され、その後三〜四時間でピークに達します。ですから、朝起きたらすぐにカーテンを開けて太陽の光をたっぷり浴びてください。長時間太陽にさらされる必要はなく、一〜二分で大丈夫。そうすることで、メラトニンが十五〜十六時間後の夜にしっかり分泌され、深い眠りを得られるようになります。太陽が雲で隠れてしまっていてもいいので、朝起きたらカーテンを開けるようにしてくださいね。

さて、質のよい睡眠とは何かという話に戻ります。質のよい睡眠とは、すなわちこの成長ホルモンとメラトニンの分泌がともにピークを迎えている時間帯にしっかり眠っている、ということです。

たとえば、朝七時に起床する人の場合、メラトニンの分泌は十五～十六時間後の二十二～二十三時頃に始まり、その三～四時間後、つまり二十五～二十七時頃にピークを迎えます。ここに成長ホルモンのピークを持っていくわけです。そうすれば、メラトニンと成長ホルモンの恩恵を一気に受けることができます。

では、二十五～二十七時に成長ホルモンの分泌のピークを合わせるにはどうすればいいのかというと、成長ホルモンは寝入ってから三時間でピークを迎えるので、二十二～二十四時には布団に入っておけばいいということになります。

現実的には毎日忙しく、二十二時就寝はなかなか難しいという人も多いでしょう。その場合はできれば二十三時までに、遅くとも日付が変わる前には寝る、と覚えておきましょう。私の経験上、患者さんも二十三時までに寝ている人は体調がよくなりやすいという傾向があります。

ここで、せっかく早めに寝るようにしたのに、その努力を台なしにしてしまう「メラトニンの分泌をストップさせてしまう生活習慣」についてお伝えしておきます。

その生活習慣とは、夜遅くまでスマホやパソコンなどをいじってブルーライトを浴びつづけることです。ブルーライトは太陽の光に匹敵するくらいの強烈な光。ブルーライトを夜に浴びると、体が「お日様を浴びている」と勘違いして、せっかく始まったメラトニンの分泌を止めてしまうのです。ですから、メラトニンの分泌が始まる二十二時頃になったら、スマホやパソコンを使うのはやめるようにしましょう。

ところで、成長ホルモンやメラトニンなどのホルモンも、これまでにご紹介してきた腎精や毛細血管のように、年とともに減少することが知られています。とくに成長ホルモンは二十歳頃をピークに減りはじめ、四十歳代で半分、六十歳代では約四分の一にまで減少するともいわれています。少なくなったホルモンでも新陳代謝が活発に行われる体を保ち、ダメージを受けた細胞を日々作り替えていけるよう、良質な睡眠を取ってカバーしていきたいものですね。

「食事」――夕食は寝る三～四時間前までに、血流改善の食材も意識して摂る

スローエイジングのためには、食生活にもひと工夫が必要です。なぜかというと、食事は私たちの体を構成するもと「気」「血」「津液《しんえき》」を作る材料となるからです。

それでは、老化をゆるやかにし、不調をなくし、毎日を健康的に過ごすための体作りに欠かせない食事の摂り方やタイミング、食材について見ていきましょう。

●老化を防ぐ食事のタイミング

朝食は朝日を浴びたら一時間以内に摂るのが理想です。そうすることで「腹時計」を活動開始させるのです。

一日は二十四時間であるのに対し、体内時計は約二十四時間十分で動いているといわれており、この毎日生じる十分の誤差を、私たちはお日様の光を見たり、食事を摂ったりして調節しています。簡単にいうと、朝お日様と一緒に目覚め、朝食を摂り、お日様が沈んだら眠くなる、という本来の地球のリズムに体を合わせるというイメージですね。

仕事や学校が忙しいから、あるいはダイエットのためにといって朝食を抜いてしまう方がいるかもしれませんが、朝食を摂ると集中力が上がるため勉強や仕事もはかどり、また代謝も高まりやせやすくなるというメリットがあるので、しっかり摂ることをおすすめします。

そうはいうものの、「朝は食欲がなくて……」という方もいますよね。薬局にいらっしゃる患者さんにも多くいます。でも、そもそもどうして朝ご飯を食べられないのか、それはなぜなのかを考えてみたことはありますか。

理由はとてもシンプルです。前日の夕飯を食べすぎている、または食べる時間が遅いからです。一日を終えて、リラックスしながらゆっくりご飯を食べられる夜に、つい豪華な食事を摂ってしまいがちなのはよくわかります。それは幸せな時間ですから、なるべくその時間を犠牲にしたり、がまんしたりせずに済むようにしたいものです。

そこで、簡単にできる工夫をご紹介したいと思います。

まず当たり前のことですが、夕飯の食べすぎに注意ということです。

もう一つは、消化のよいものを摂るように心がけること。油物や肉、乳製品は消化に時間がかかりますから、夕飯に摂るのはできるだけ避けるといいでしょう。

次に夕飯のタイミングですが、寝る三〜四時間前には済ませましょう。

食事によって摂取したものが胃で消化されるまでに、三〜四時間かかるといわれています。また、先ほどご説明した成長ホルモンは、空腹時に分泌が促進されることがわかっています。したがって、寝る三〜四時間前には食事を終わらせ、胃を空っぽにしておくことが大切になります。

さて、ここで二種類のホルモン分泌のタイミングを思い出してください。朝七時起床の方は、二十二〜二十四時の就寝が理想でしたよね。そうすると、その四時間前に夕飯を摂るとすると、二十時より前がベストタイムということになります。

でも、働いていると十八時に退勤、それから帰宅して、夕飯の支度をして二十時に食事を終えている、なんてことはなかなか難しいですよね。そんな場合は、会社でおにぎりなどの主食を食べておいて、帰宅したら胃にやさしい野菜たっぷりのスープのようなものを摂るといった工夫をしてみるとよいでしょう。

ちなみに、先ほども少しふれましたが、食べるものによっても消化時間は変わります。できるかぎり夜は消化のいい野菜をスープやお鍋で摂り、主食もおかゆにするようにし、揚げ物は控えめに。どうしてもお肉が食べたいときは、鶏肉のスープがおすすめです。

●寝る前に食べると太るメカニズム

「夕飯はいつも寝る少し前」という方も多いようです。

実は、朝と夜に同じカロリーのものを食べた場合、夜のほうが太りやすいことがわかってきています。これには、脂肪の合成を促すＢＭＡＬ１という物質が影響しています。このＢＭＡＬ１は夜寝ている間中分泌されつづけているため、遅い時間に食事をしてしまうと、睡眠中にせっせと脂肪を作りつづけることになってしまうのです。これが「寝る前に食べると太る」のメカニズムの正体です。

また、これも患者さんからよく聞くことなのですが、「夜、とくにお風呂上がりにアイスクリームを食べるのが毎日の楽しみ」という方がいます。これはできるだけ避けたほうがいいでしょう。アイスクリームは体を冷やし、かつ乳製品で消化に悪い食べ物だからです。冷たいアイスクリームが胃腸に入ると、その奥にある子宮や卵巣を冷やして働きを低下させることにもつながります。

そして、繰り返しになりますが、胃腸が冷えると、低下した胃腸内の温度を上げようとして大量の気が消耗されてしまいます。そうすると、睡眠中に細胞修復のために使うべき気が不足して、ダメージが回復し切れずに蓄積することになってしまうのです。

●スローエイジングのためのおすすめ食材

これは比較的取り組みやすいと思います。旬のものを一種類でもよいので、食事に取り入れるということを心がけてください。旬の食べ物には、その季節に体が必要とするものがぎゅっと凝縮されているからです。

たとえば、夏が旬の野菜に、ウリやトマトがありますよね。これらは体を冷やす作用を持っています。夏の暑い日に、体の中に熱がこもりすぎるのを防いでくれるのです。

逆に冬は、体を潤す作用のある大根や白菜を、腎を強化する海産物と一緒に鍋にして摂り、体を温めるとよいでしょう。

春が旬の青い野菜や山菜は、気のめぐりを助けてくれます。春は「木の芽時」といって精神が不安定になりやすい時期。香りもよい三つ葉やセロリなどの野菜には気をめぐらせる働きがあるので、春にメンタルの不調を感じがちな方は、こうした野菜を摂ることで少し気持ちが落ち着くでしょう。

秋に出回る梨は、体を潤す性質を持っています。空気が乾燥しはじめる秋にうってつけの旬の果物といえます。

最近では不足した栄養素をピンポイントで補えるサプリメントも多くありますが、こうした人工的なものを何種類も摂って、無理に栄養バランスを整えようと頑張る必要はありません。**旬の食材を一種類でも二種類でも食卓に取り入れるだけで、必要な栄養が自然に摂取でき、バランスも整ってくるはずです。**

●血流を改善してくれる食べ物

血の質を整え、さらさら流れるようにするには、血に栄養を与える働きがある肝を養うことが大切です。では、肝を養う食べ物にはどのようなものがあるのでしょうか。

まず挙げられるのは、レバーです。東洋医学では、体の悪い部分と同じ部位の食べ物を食べて治す「同物同治《どうぶつどうち》」という考えがあります。だから、肝を養うには、レバーというわけです。レバーが苦手という方には、内臓ごと食べられる小魚などを食べるのがおすすめです。

また、五行説では肝に関連の深い味は「酸」で、酸っぱい食べ物が肝の働きを助けるとされています。酢の物や酢のドリンクを積極的に摂るようにしましょう。さまざまなものにお酢をかけて食べるのもいいですね。そのほか、ベリー類やクコの実、柑橘《かんきつ》類、緑黄色野菜も肝を養うのに役立ちます。

また、瘀血を改善し、血液をさらさらにする食べ物には玉ねぎ、にんにく、らっきょう、サフラン、紅花、青魚などが挙げられます。

「入浴」——美容と健康のための入浴ポイントはこれ！

入浴は、温め効果と水圧によって血流をよくしてくれる、スローエイジングの心強い味方です。早速、効果的な入浴のポイントを見てみましょう。

- 一週間のうち、半分以上はシャワーだけではなく湯船につかるようにする
- お湯の温度は、夏四〇度、冬四一度
- お湯の量は胸の高さまで
- お湯につかる時間は十五〜二十分
- 入浴のタイミングは寝る一〜二時間前

子どもの頃に「お風呂には肩までつかりなさい」と言われた記憶がある方も多いかもしれませんが、肩までつかると心臓を圧迫し負担をかけることになるので、胸の高さくらいまでにしておきましょう。先述しましたが、とくに心臓に持病のある方は気に留めておいてください。

また、**眠気は体が温まって、その後、体温が下がってくるタイミングで訪れるので、お風呂に入るタイミングは寝る一〜二時間前がおすすめです。**

ただし、熱すぎるお湯は禁物。熱いお湯は交感神経を刺激して、体を興奮

状態にしてしまいます。さらに、上がった体温をなかなか下げられないために、寝付きが悪くなる可能性があります。

「運動」――汗をかきすぎる激しい運動はNG！

血流の改善に効果的な運動で、おすすめなのはウォーキングです。一日二回、三十〜四十分のウォーキングができたら理想的です。

運動をする際に気をつけていただきたいのは、汗をかきすぎないように注意するということです。

なぜ汗のかきすぎがよくないのかというと、汗によって体の中の津液が消耗してしまうからです。とくに潤い不足を感じている方は、汗をかきすぎると今以上に乾燥が激しくなるおそれがあるので、体の状態を確かめながら行ってくださいね。

なお、運動によって津液が減っているかどうかを調べるには、のどの渇きはないか、唇がかさかさになっていないか、肌が乾燥していないか、髪がパサパサしていないかをチェックしてみてください。もしこれらの症状が見られたら、一度にたくさん汗をかくような運動を避け、軽い体操やヨガなど、じんわりと汗をかく少し控えめの運動に切り替えて様子を見ることをおすすめします。

まず、三〜四か月無理なく取り組んでみよう

血流を改善するだけではなく、スローエイジングにつながる生活の工夫についてお話ししてきましたが、効果がどのくらいで実感できるのか、気になるところではないでしょうか。

体調がよくなってくる目安は、血液に含まれる赤血球が生まれ変わるとい

われる百二十日間、すなわち三～四か月と考えてください。

血の状態が変わると、肌につやが出て、明るい感じがしてきた、化粧のりがよくなったという方が多くいらっしゃいます。また、髪につややボリュームを感じるようになったとおっしゃる方もいます。六か月くらい続けると、白髪が減ったという変化が見られる方もいます。

ここで一つ申し上げたいのは、無理は禁物ということです。人にはそれぞれに適した生活習慣があります。無理矢理すべてをストイックに守ろうとすると、それがストレスになり、逆効果になりかねません。

たとえば、夕食がどうしても遅くなって、二十一時、二十二時になってしまうという方。こういう場合は、平日の夕飯はスープやお鍋のような消化しやすいものにしておいて、週末には大好きなお肉などを十八～十九時くらいまでに食べるように工夫すればいいのです。

毎晩のアイスクリームが楽しみな人は、まずは一日おきにするか、できれば休日のお昼に食べるようにする。アイスクリームではなく果物を軽く凍らせたものなどにする。

就寝時間が遅くなるという方は、明日の朝にでもできることは次の日に回して少しでも早く床に就くようにするなど、できることを、できる範囲で実践してみればいいのです。

無理のない範囲で、まずは取り入れてみてください。

そして、毎日の暮らしを見直しつつ、自分の生活のリズムを少しずつ地球のリズムに合わせるように意識してみましょう。それこそが、無理せずに、毎日を健やかに過ごし、ゆっくりと美しく年を重ねていくための秘訣といえるのです。

第4章

「いつもなんか不調」がすっと消える体質チェックとタイプ別手当て

友達には効く健康法、どうして私には合わないの？

いつもむきたての卵みたいに肌がきれいな友達。スリムな体形を維持して流行の洋服を着こなしている友達。「秘訣《ひけつ》は何？」「普段どんなことしてるの？」と情報収集して、「よし、自分も！」と挑戦してみたことはありませんか。

……そして、何度チャレンジしてみても、なぜか自分には合わず、いまいち変化を実感できない。そんな経験をしたこともあるかもしれませんね。それはいったいどうしてなのでしょうか。

理由は、あなたとお友達の体の「気」「血《けつ》」「津液《しんえき》」の状態が異なるからです。

たとえばホットヨガ。若い女性を中心に流行っていますね。「汗をいっぱいかいてすっきりして気持ちいいよ！」とお友達に誘われてトレーニングに参加してみたことがある方もいるかもしれません。

ところが、ホットヨガはすべての人に適した運動かというと、実はそうではないのです。その理由は、第2章で出てきた「陰陽」の関係にあります。忘れてしまったという方もいるかもしれないので、少し振り返ってみましょう。

「気」「血」「津液」のうち、「気」が「陽」に、「血」「津液」が「陰」に分類され、この陰陽のバランスがうまく保たれている状態が、健康な状態でしたね。

さて、これを踏まえてホットヨガの話に戻りましょう。

「陰」が従来あるべき量より少なくなっている「陰虚」の人がホットヨガに行ったとします。ホットヨガをすると、汗をいっぱいかきますよね。このとき、体の中で何が起こっているのかというと、津液が汗となって出ていったせいで陰が減っています。すると、もともと陰が少ない陰虚の人はさらに陰が減ってしまうので、ますます陰陽のバランスが悪くなり、潤い不足が加速し、不調がひどくなってしまいます。

一方、陽が従来あるべき量よりも少ない陽虚の人は、温める力が不足している体質の持ち主です。そのため、ぽかぽかと体が温まるホットヨガを心地よく感じるかもしれません。ですが、いくら気持ちいいからといっても、やりすぎは禁物です。汗をたくさんかく運動のしすぎは、津液のみならず、気をも消耗させるため、「陰」とともに「陽」も減少させてしまうからです。

このように、同じ運動をしても、その人の体質によって効果的にもなるし、かえって不調を加速させてしまうこともあります。

これが、「お友達には合っているのに」、あるいは「テレビや雑誌では絶賛されている健康法なのに、私にはなんだか合っていないみたい」の正体です。

自分の体質を知るために、「気」「血」「津液」のバランスを見てみよう

せっかく健康になろうと思って頑張ったことが、無駄になってしまう……。そんな事態は避けて、自分に合った健康法を見極めて実践し、効果もしっかり実感したいですよね。そして、いつも感じている不調をすっかり消してしまいたい……。

そこで、簡単に自分の体質を知るための方法をご紹介します。

「気」「血」「津液」の三つの状態を表す、わかりやすい自覚症状をチェックするだけで確認できます。この機会にぜひ、自分の体質を見極めてみてくださいね。

●CHECK1：私の「気」の状態は？

「気」は私たちが生きていくうえで必要なエネルギーです。

気の状態は、標準よりも「少ない」か「多い」かではなく、「少ない」か「滞っている」かで判断します。

気の状態を見極めるコツは、運動などで激しく動いたあとに「疲労感が強い」か「すっきりする」かです。

気が少ない人は激しく動くと疲れやすく、ぐったりしてしまいます。それどころか、普段からエネルギー不足気味なので、運動をしたあとでなくても「疲れやすい」「動きたくない」「だるい」といった不調があるかもしれません。

また、気には体を温める働きがあるので、気が足りないと「手足が冷える」「寒がり」など、冷え性の症状が見られます。

なお、運動して疲労を感じた場合、「これって、気が少なくて疲れているの？　もしかしたら単に運動不足によって疲れているのでは？」と思うかもしれません。両者を見極めるコツは、「こり」があるかどうかです。運動不足の場合には血の流れも悪くなっており、肩がこるなど、体のいろいろな部分にこりの症状が現れるので、「こり」の有無をポイントに見極めてみてください。

一方、気が滞っている人の場合、運動すると、一時的に気がめぐるのですっきりするのが特徴です。

普段感じる不調としては、滞った気がつまってぱんぱんに張りつめている状態なので、お腹が張る、生理前に胸が張るなどの「張る」という症状がよく見られます。食欲にはムラがあり、たとえば生理前は食欲旺盛になる方も多いでしょう。加えて「イライラしやすい」「落ち込み」「抑うつ」「不安」「不眠」などの症状が見られることもあります。

●CHECK2：私の「血」の状態は？

第3章に出てきた「血」。体を潤わせ、栄養を隅々まで届ける役割をしているのでしたよね。血も気と同様、不足しているタイプなのか、さらさらと流れてくれないタイプなのかに分類します。

血が不足している人は、栄養と潤い不足の状態なので、肌や髪に乾燥のトラブルが出てきます。また、五行説において、血をたくわえている肝は目とのつながりが強いとされているため、血が不足すると「目が疲れる」「目がしょぼしょぼする」「ドライアイ」といった不調として出てくることがあります。

一方の血のめぐりが滞っている人には、「黒ずむ」「しこる」「痛む」という三大症状が見られます。

「黒ずむ」とは、しみが多い、寝不足でもないのに普段からクマが出ている、顔色が暗いといったトラブルが出ること。「しこる」とは、子宮筋腫、消化器のポリープ、いぼ、下肢静脈瘤《りゅう》などが出やすいことを指します。「痛む」には、頭痛、肩こり、生理痛、腰痛などが含まれます。

これらの症状が気になる場合は、血の流れが滞っているのかもしれません。

●CHECK3：私の「津液」の状態は？

「津液」は体に必要な水分です。体液とイメージしていただいてもいいでしょう。

津液が不足すると、まず現れる症状は、肌、髪、鼻やのど、口などの粘膜、膣《ちつ》の「乾燥」です。さらに進むと「ほてり」を感じやすくなります。握手をすると「手、あったかいね！」と言われたり、夜寝るときに足を冷たいところに置かないと眠れなかったりすることもあります。

更年期に多く見られる、のぼせ、ホットフラッシュなども津液が不足してほてりやすくなっていることが根本的な原因です。年を重ねると誰もが津液不足になっていくものですが、「乾燥」と「ほてり」がとくに気になる方は、津液不足が進んでいるかもしれません。

あなたの体質は六つのうちどのタイプ？

さて、ここまでで自分の体の「気」「血」「津液」が、今どんな状態にあるのかを調べることができるようになりました。ここからは、あなたの体質をさらに細かく六つのタイプに分類していきます。そして、それぞれのタイプに適したスローエイジングのための食事や生活習慣をご紹介します。

また、食事や生活習慣の工夫に加えて、ツボ押しやアロマセラピーをプラスアルファで取り入れてみるのもおすすめです。

具体的なトラブルに対する手当ての仕方は第5章で詳しく述べるので、ここでは体質タイプ別に、おすすめのツボとエッセンシャルオイル（精油、アロマオイルということもあります）について簡単にふれておきましょう。

ツボ押しの際は、余分な力を抜き、リラックスするようにしましょう。その際、なんとなく押していても効果が現れにくいので、皮膚面に対して垂直に押すことを意識してみてください。最初は難しいかもしれませんが、何度か繰り返しながら効くポイント、響くポイントを探るようにしていくと、効果が実感できるようになるでしょう。

説明に「指四本分」といった記載がありますが、135ページの図を参考にしてツボの位置を探ってみてください。

アロマセラピーを取り入れてみたいと思った方は、なるべく精油の成分分析を公表している会社のもの、オーガニック認証を受けたものを選ぶとよいでしょう。

必ず使用方法を守るようにし、オイルを肌に使う場合は、パッチテストを実施してください。

パッチテストは、キャリアオイル（植物から抽出された植物油のこと。エッセンシャルオイルの希釈に使用します）で一パーセントくらい（キャリアオイル一〇ミリリットルに対してエッセンシャルオイル二滴が目安）に希釈したオイルを前腕の内側に塗布して二十四～四十八時間放置し、かゆみや炎症などの異常が出なかったかどうかで判断します。万が一パッチテスト中に異常が現れた場合には、その時点で中止し、何も混ぜていないキャリアオイルで拭き取ってからオイルを大量の水で洗い流してください。持病や内分泌系疾患がある方、アレルギー体質・敏感肌の方は、少な目の量から試してください。

作ったブレンドオイルは、ガラス製などの密閉容器に入れて冷暗所で保存し、二週間以内を目安に使い切るようにしましょう。

さらに、一つ注意してほしいことがあります。柑橘《かんきつ》系のエッセンシャルオイルによる「光毒性」です。オイルを肌に使い、その部分が紫外線に当たる

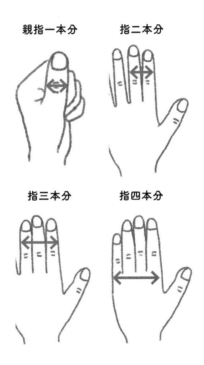

親指一本分

指二本分

指三本分

指四本分

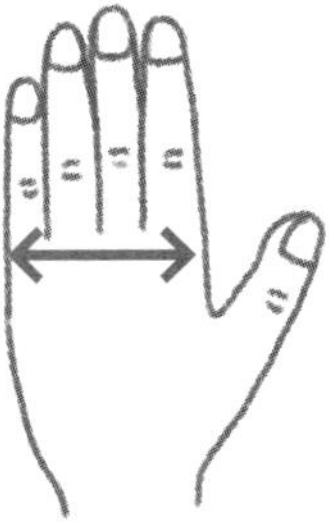

と、赤くなったり、しみができたりといったトラブルを起こすことがあるためです。たとえば、「ベルガモット」「レモン」「グレープフルーツ」などには光毒性があります。

もしこれらを肌に使う場合には、夜に使うことを心がけたり、日中に使う場合は日傘の使用や長袖の着用などの工夫で直接日光や紫外線に当たらないようにしたりして、トラブルを回避してくださいね。

さて、前置きが少し長くなりましたが、あなたの体質はどのタイプか、チェックを始めていきましょう（一番多くチェックがついたのがあなたの体質です）。

気が不足して、エネルギーと体を温める力が足りない「気虚」タイプ

□疲れやすい
□風邪を引きやすい
□動悸《どうき》、息切れしやすい
□冷え性
□食が細い
□胃腸が弱く、お腹を壊しやすい
□汗が出やすい
□あざ（内出血）ができやすい

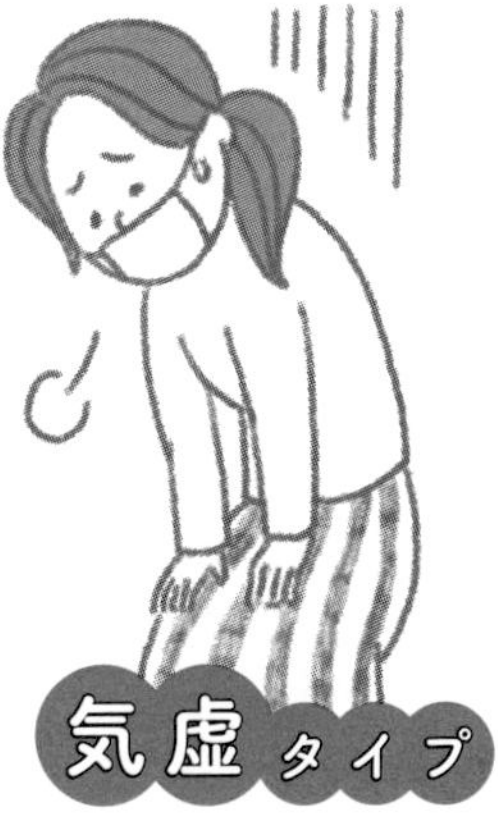

【改善策】

気を作るのは「脾《ひ》」という胃腸の働きによります。

ですから、**気虚の人は胃腸にやさしい生活を心がけることが大切です。それには、脾が苦手とする「冷え」と「湿気」をできるだけ避けるようにしましょう。**

気虚の方は、湿気が多い梅雨《つゆ》から夏の健康管理にとくに注意が必要です。湿気によるダメージを受けてしまうことに加えて、蒸し暑さのために冷たいものをつい摂りすぎて体を冷やしてしまうからです。

そうはいうものの、日本は湿気が多い風土なので、湿気を完全に遠ざけることは難しいですよね。ですから、せめて「冷え」はなるべく避けて、体をいたわるようにしてみてください。

冷え対策としては、冷たいもの、生の食べ物、甘いものや南国産の果物を避けることを心がけるとよいでしょう。果物の中でもりんごなど比較的寒い地域で採れるものは体を冷やすことはあまりありませんが、南国のフルーツは体を冷やしてしまいます。もし南国のフルーツを食べるなら、夜ではなく朝に摂るのがおすすめです。

とくに、夜に「脾」に負担をかけるのは避けたいところです。

なぜかというと、夜は胃腸で消化吸収した栄養素を肝に送り、血にも栄養を与え、たくわえる大切な時間だから。

夜に冷たいもので胃腸を冷やしてしまうと、消化吸収する能力が低下してしまいます。また、冷たいものだけでなく、油物や肉類、乳製品などの消化しにくいものを摂ると消化に時間がかかってしまうので、余計に気を消耗することになり、さらには気だけでなく血も作ることができない状態になってしまいかねません。

また、白糖も体を冷やすので、白糖を使った甘いものは控えめにしてください。甘いものが毎日の楽しみという方は、量を減らしたり、週に一～二回にするなどの工夫をしたり、白糖ではなく黒糖やはちみつに置き換えてみたりするといいでしょう。

飲み物でいうと、コーヒーと緑茶は体を冷やすものの代表なので、飲みすぎに注意してくださいね。アルコールは、冷たいビールなどは初めの一杯だけにしておいて、あとはお湯割りや常温のワインなどに切り替えて楽しむようにしましょう。

気虚の方におすすめのツボは、「足三里《あしさんり》」です。

また、気虚の方に合ったエッセンシャルオイルは、甘くフルーティーな香りが好きなら柑橘系の「オレンジ・スイート」や「マンダリン」（これらには光毒性はありません）、スパイシーな温かみのある香りが好きなら「マージョラム・スイート」などです。これらを取り入れると、気虚によるつらい症状の改善に役立ちます。

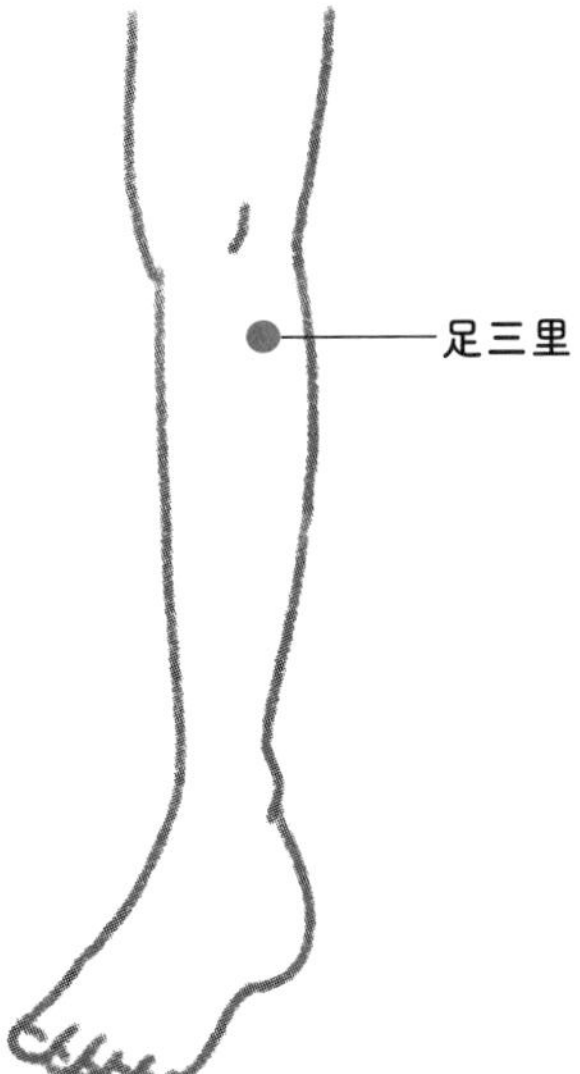

●足三里：ひざのお皿の外側から指四本分下がったところ（すねの筋肉の盛り上がりにある）

気の流れが滞って、うまくめぐっていない「気滞」タイプ

□イライラしやすい
□気分が沈みがちで憂鬱
□PMSがある
□生理周期や基礎体温が不安定
□便秘や下痢を繰り返す
□食欲にムラがある
□お腹が張りやすく、げっぷやガスが出る
□のどがつまっているような感じがする

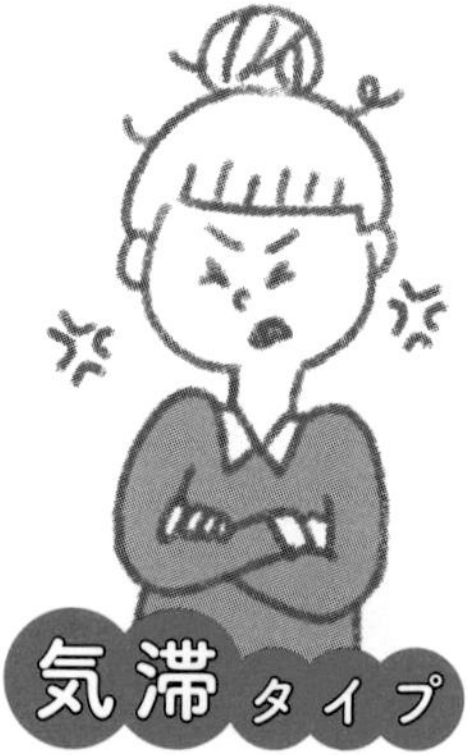

【改善策】

気が滞る一番の原因は、ストレスです。そして、ストレスによるダメージ

は肝が受けます。

第3章でもお話しした通り、肝にダメージを与える生活習慣はなるべく避けて過ごすよう心がけてください。もっとも大事なのは、夜ベッドに入ってからいつまでもスマホをいじるなどをやめることです。

気をめぐらせるのに最適な手当ては、自分の好きなことに取り組んで、ストレスを解消することです。

しかし、ここで陥りがちなNGの方法が二つあります。

一つは辛いものを食べてストレスを発散させる方法。もう一つは、運動をして汗をたくさんかいてストレスを発散させる方法です。どちらもそのときは気を発散できるので確かにすっきりとします。ただ、同時に気を消耗させてしまう方法でもあるため、結果としてめぐりが悪くなることがあります。

辛いものや運動が好きな方は、がまんするとそれがかえってストレスになるので禁止しなくてもよいのですが、ほどほどにするようにしてください。

また、睡眠不足も気を滞らせます。睡眠がうまく取れないのは、自律神経のオンとオフがうまく切り替えられないことが原因です。

睡眠時間は成人では、七時間前後を目安に。短すぎるのはもちろん、長すぎるのもよくありません。普段睡眠不足の方が寝だめなどといって、休みの日に一日中寝ていたりしますが、自律神経系の調節にとってこれはマイナスです。疲れがたまっている際に昼寝をするのはかまいませんが、できれば三十分くらいにしておいたほうがいいでしょう。

睡眠を上手に取り、自律神経の緊張状態をほぐし、気が張りつめている状態から解放された時間を多く確保することが大切です。

リラックスを促すには、ぬるめのお風呂にゆっくりつかるのもおすすめです。そのときに「太衝《たいしょう》」のツボを刺激すると、気の滞りの解消に役立ちます。

気のめぐりを助けてくれるエッセンシャルオイルには、柑橘系の「グレープフルーツ」「ベルガモット」「レモン」や、さわやかな香りの「ペパーミン

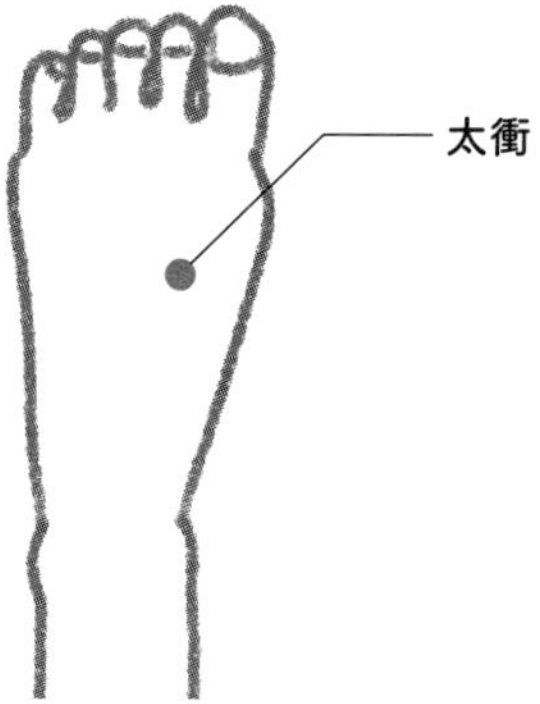

●太衝：足の親指と人さし指の間をたどっていき、指の骨がぶつかるところ（骨と骨の間のくぼみ）

ト」などがあります。ただし、先述したように、「グレープフルーツ」「ベルガモット」「レモン」などのエッセンシャルオイルを肌に使うときには「光毒性」に注意してください（芳香浴なら日光を気にしなくてＯＫです）。

血が不足して、潤いや栄養が足りない「血虚」タイプ

□顔色が悪い（つやがない）
□めまいや立ちくらみがある
□爪がもろく、白っぽい
□肌や髪が乾燥する
□目が乾く、しょぼしょぼする
□生理が遅れがちで、経血量が少ない
□熟睡できない、夢を多く見る

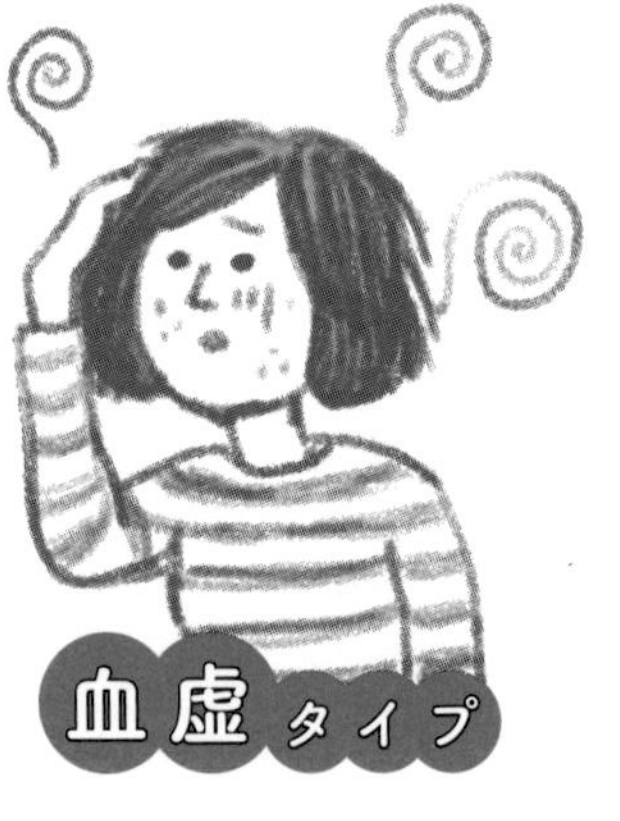

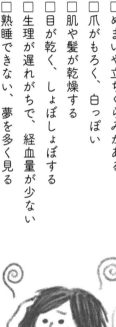

□不安感がある、または集中力が続かない

【改善策】

血が不足する原因は、生まれ持った体質（とくに母親から受け継いでいる）と食習慣にあります。中でも無理なダイエット、偏った食事が問題となっている方が多いようです。

たとえば、テレビやネットで「ある食材を一週間食べつづけて三キロ減に成功」といった情報を知ると、つい真似して挑戦してしまうことはありませんか。これは血虚を起こしがちな、あまり好ましくない食事内容です。こうした食生活を続けていると、栄養が偏って血が不足してしまいます。

よくありがちなのは、野菜は体にいいし、ダイエットになるからといって、サラダや野菜ジュースで食事を済ませてしまうことです。一見体によさそうなのですが、サラダは体を冷やしてしまいます。そのため、カロリーは低いのですが、サラダばかり食べつづけていると代謝が悪くなり、かえって体をやせづらくさせてしまうのです。

野菜ジュースも同じです。市販の野菜ジュースには糖質が多く含まれているので、あまりおすすめできません。

では、**血を増やすためにはどうすればいいのかというと、食事を工夫するのが一番の近道です。**

血虚におすすめの食べ物は、黒いものと赤いものと覚えておきましょう。黒い食べ物としては、黒ゴマ、黒豆、黒米、プルーン、ブルーベリーなど。赤い食べ物としては、トマト、ニンジン、あずき、クコの実などがあります。

お肉だと、鶏肉がいいでしょう。もし手に入るようであれば、烏骨鶏《うこっけい》または地鶏がおすすめです。また、レバーも鉄分が豊富で、血を補う作用に優れています。レバーが苦手な方は、内臓をまるごと食べられる小魚などで摂るといいですよ。

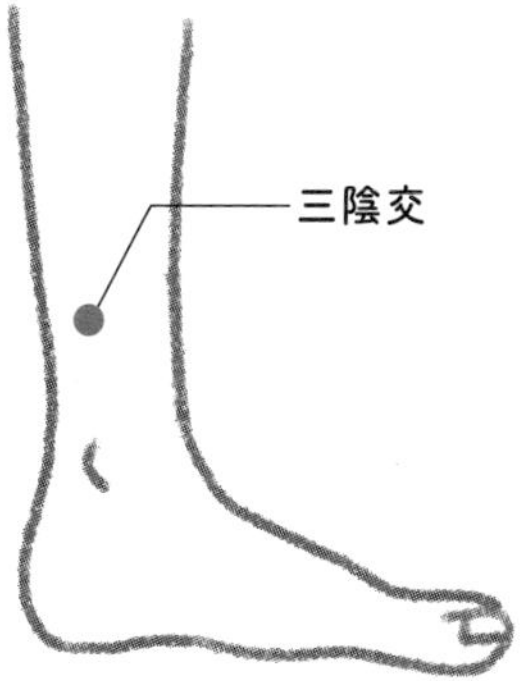

●三陰交：内くるぶしから骨際に沿って指四本分上がったところ

血虚におすすめのエッセンシャルオイルは、紫色のかわいらしい花をつけることで知られている「ラベンダー・アングスティフォリア」です。香りを楽しみながら、前ページの「三陰交《さんいんこう》」のツボを押すと、血を作る働きを高めることができます。

血の流れが悪くなっている「瘀血」タイプ

□肩こり、頭痛、腰痛がある
□生理痛がある、経血にレバー状の塊が混じる
□子宮筋腫や内膜症がある
□胸が苦しくなる
□目の下にクマがある

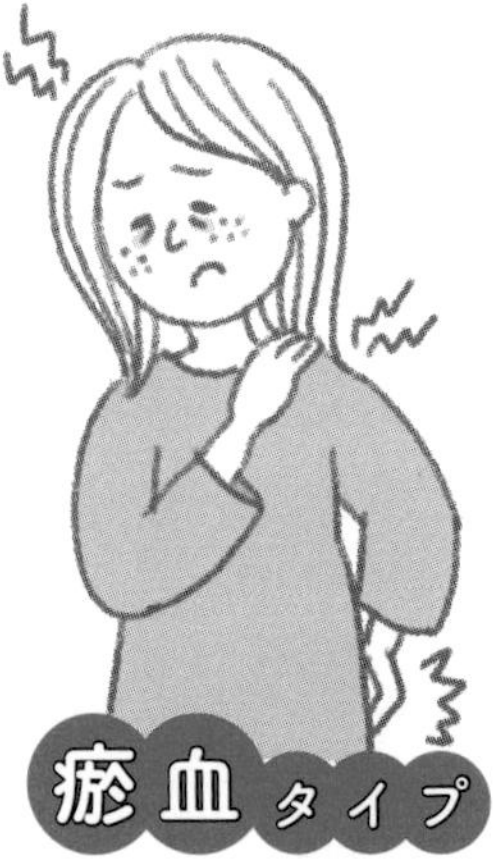

□しみやそばかすが多い
□サメ肌、二の腕や太ももなどにボツボツが出る
□舌や唇の色が暗い、または紫

【改善策】

第3章でもお話しした通り、瘀血《おけつ》は年を重ねると誰にでも起こります。私たちの体の隅々に張りめぐらされている毛細血管が年とともに減少し、血流も悪くなっていくからです。

また瘀血は、五臓、すなわち「肝」「心」「脾」「肺」「腎」の機能低下が起こり、先述した「気虚」「気滞」「血虚」、これからご説明する「陰虚」「痰《たん》湿《しつ》」のいずれか、あるいは複数がからみ合った状態に陥ることでも引き起こされます。

瘀血の改善のために、まず実践したいのは適度な運動。ウォーキングなど

できることから挑戦してみましょう。

また、冷えを遠ざけ、体を温めることも有効なので、毎日の入浴ではシャワーのみではなく、なるべく湯船につかるようにするといいですよ。その際に「血虚」の項でご紹介した「三陰交」のツボ（149ページ）を押すと、血液をさらさらと流す手助けになるでしょう。

食事に関しては、体を温めて新陳代謝を促す玉ねぎ、らっきょう、しょうが、にんにくなど、血行を促して痛みをやわらげる山椒《さんしょう》、シナモン、サフランや、さんまやいわしなどの青魚を摂ることがおすすめです。逆に、冷たいもの、甘いもの、油っこいもの、味の濃いものや塩辛いものは避けるようにしてくださいね。

アロマを取り入れるなら、温《ぬく》もりのあるスパイシーな香りの「シナモン・リーフ」や、若さを取り戻す薬草として知られる「ローズマリー」がおすすめです。なお、ローズマリーには「シネオール」「カンファー」「ベルベノン」などの種類がありますが、比較的安全性の高い「シネオール」のエッセンシャルオイルを選ぶようにしましょう。

潤いが不足して、乾燥している「陰虚」タイプ

- □手足がほてる（手が温かいと言われる）
- □のぼせやすい
- □口やのど、鼻の粘膜が乾きやすい（ドライマウスなど）
- □肌が乾燥してかゆくなりやすい
- □寝汗をかく
- □便が硬く、コロコロしている
- □生理周期が短めになっている

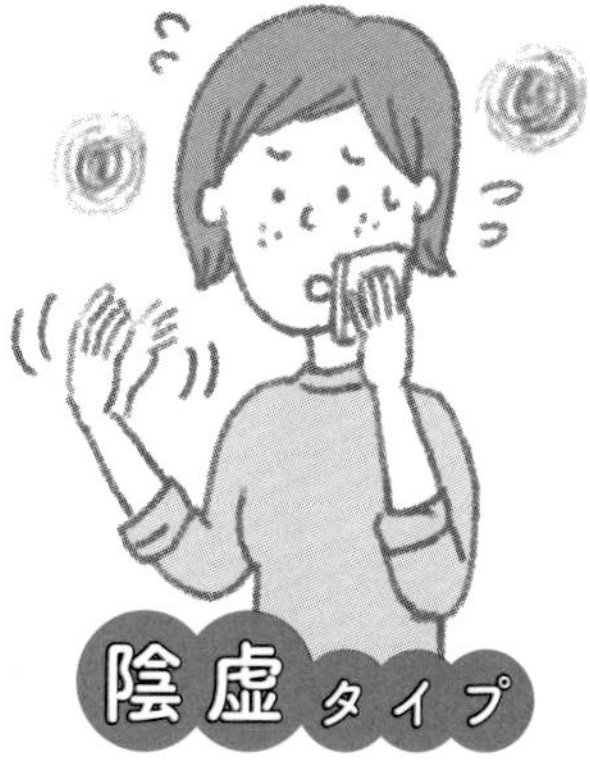

□おりものが少ない

【改善策】

陰虚の方が潤いを取り戻すには、水分をたっぷり含んだ食べ物を摂ることです。

このときに注意したいのは、水分を摂るために、一日数リットルの水をがぶがぶと飲んでしまうこと。

前にもお話ししましたが、体内の水分が尿や汗として三〇〇ミリリットル出ていったときに、ペットボトルの水三〇〇ミリリットルを飲めば、体の水分がすっかり補充され元通りになるかというと、けっしてそうはなりません。私たちの体はペットボトルやガラスの容器ではないからです。

水分は、体に吸収されやすい食べ物で補うことが大切なのです。

体を潤してくれる食材には、大根、白菜、トマト、レンコン、白キクラゲ、ユリ根、梨などがあります。大豆製品の豆乳や豆腐も体に潤いを与えて余分な熱を冷ましてくれます。このとき、冷たいままではなく温めてから摂るようにします。

注意したいのは、唐辛子やにんにくなどの辛い食べ物の食べすぎです。辛いものは津液を消耗するので、摂りすぎると陰虚が進んでしまいます。

運動をするときには、汗をかきすぎないよう、じんわり汗をかくくらいで調整しましょう。お風呂も同様です。熱すぎるお風呂は汗をかいて津液の減少につながるので、ぬるめのお湯につかるようにしてくださいね。

陰虚の方は、次ページの「照海《しょうかい》」のツボを押したり、アロマで「サンダルウッド」「ゼラニウム」「ローズ」のエッセンシャルオイルを用いたりして、潤いをプラスしてみてください。

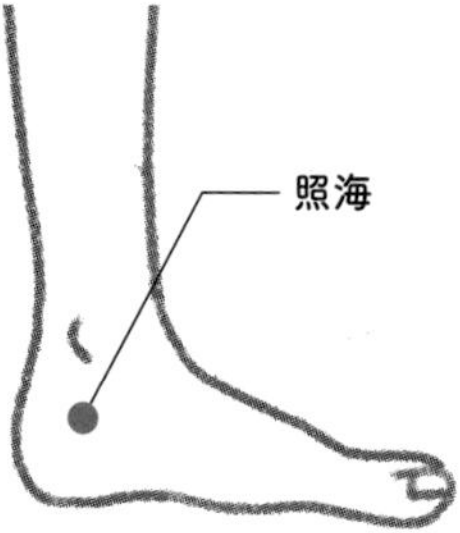

●照海：内くるぶしの真下で、親指一
本分のところにあるくぼみ

余分な水分や脂肪などがたまっている「痰湿」タイプ

□肥満、水太り
□体が重だるい
□むくみやすい
□痰《たん》が出やすい
□脂性肌、吹き出物が出やすい
□吐き気がよくある
□一日中眠気が取れない
□舌苔《ぜったい》（舌の上につく苔《こけ》状のもの）が多い

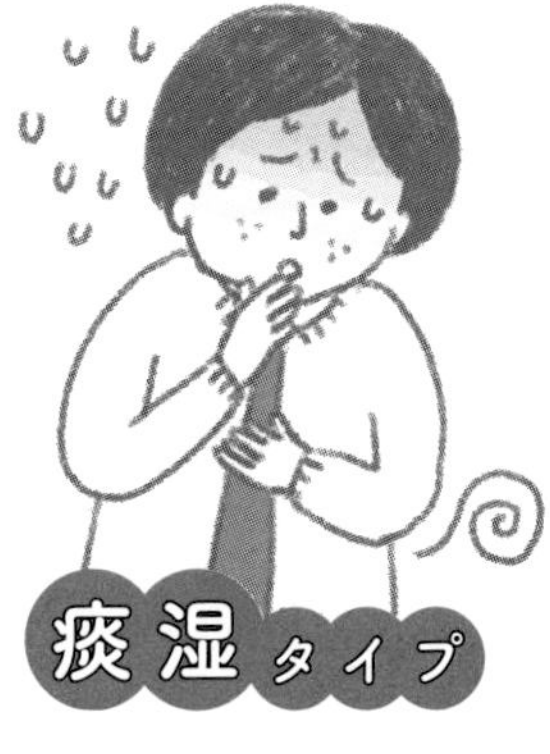

【改善策】

長年の飲食の不摂生や過労、ストレスなどにより「脾」の力が低下することで、消化・吸収能力だけでなく、排泄《はいせつ》する機能も弱くなってしまい、余分なもの、不要なものがたまっている状態です。

痰湿タイプの方は、体の中にたまった余分な水分や脂肪を体外に出すことで不調の改善を目指します。

とくに余分な水分は、まず胃腸にたまりやすくなります。胃（みぞおちのあたり）がポチャポチャとしたり、舌苔が多くなったりしたら、水がたまっている証拠です。

手当てとしては、胃腸のケアが大切です。

胃腸を守る方法については「気虚」の項と同じでＯＫ。つまり、「冷え」と「湿気」を避けることです。

もう一つ加えるなら、食事はよく噛《か》んで食べるように心がけるとよいでしょう。たくさん噛むと、消化がスムーズになるだけではなく、過度の食欲や食べすぎを防ぐといったメリットも得られます。

食生活では、冷たいもの、甘いもの、油っこいものの摂りすぎに注意しましょう。甘い炭酸飲料はできるだけやめるように。どうしてもやめられないという場合は、シュガーレスのものにしておきましょう。ただの炭酸水なら、大量でなければ飲んでもOKです。

おすすめの食材は、緑豆もやし、緑豆はるさめ、玄米、ごぼう、さんざし、昆布、わかめ、のりなどの海藻類です。体の中の老廃物を排泄するのを助けてくれます。玄米は軟らかめに炊いてよく噛み、海藻類は体を冷やさないようスープか酢の物にして摂りましょう。

ツボ押しを取り入れるなら、161ページの「豊隆《ほうりゅう》」のツボを押してみてください。

アロマなら、ヒノキ科の「サイプレス」「ジュニパーベリー」、柑橘系の「グレープフルーツ」など。とくに胃腸に余分な水分がたまっている場合は「パチュリ」がおすすめです。

また、老廃物を体外に出すために運動をするのもおすすめです。このタイプの方は、三〜四か月くらいの比較的短期間であれば、汗をかくようなスポーツに取り組んでみても大丈夫です。ただし、肌や髪、目や口などの粘膜に乾燥を感じたら、津液が不足しているという体からのサインなので、汗をかきすぎる運動を中止してじんわりと汗をかくくらいの運動に切り替えてくださいね。

複数にまたがったら、まずは一番つらい不調にアプローチしよう

体質チェックをしたら、複数のタイプにまたがってしまったという方もいらっしゃるかと思います。これはあなただけではなく、よくあることです。

そんなとき、いったい何から取り組めばよいのかというと、まずは自分が

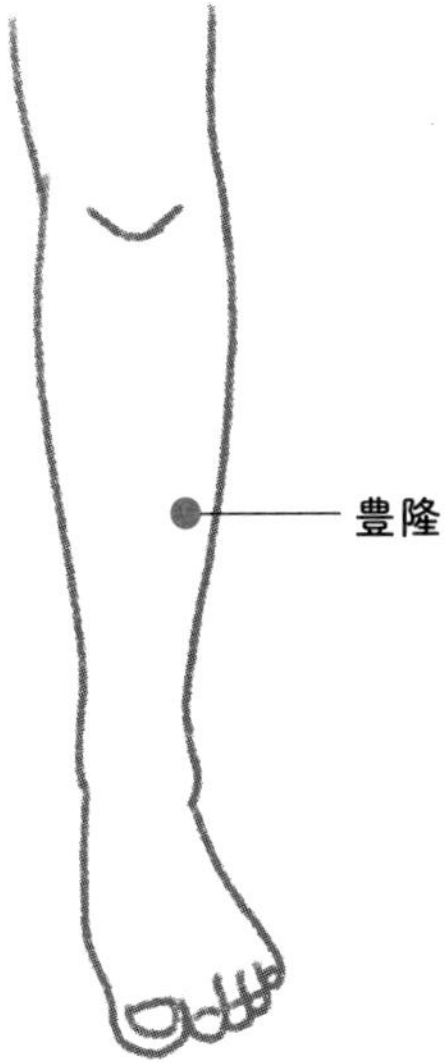

●豊隆：ひざのお皿の下から外くるぶしまでの半分の高さで、すねの骨から指二本分外側（すねの筋肉の外側にある）

一番気になる不調やつらい症状をやわらげることからスタートしてください。たとえば、陰虚と血虚の症状が両方ある人で、ほてりがとくにつらいという方は、陰虚に対する手当てから始めましょう。そして、改善の兆しが現れはじめる三か月目くらいから血虚の手当てをスタートさせてください。もし、どちらもすぐに取り組みたいという方は同時に対処しても大丈夫です。

頑張りすぎないよう、少しずつ無理のない範囲で取り組んでくださいね。

体調の変化を実感できるのは、三か月後くらいから

第3章でもふれましたが、スローエイジングに取り組んで、体が変わってきたなと感じられるようになるのは、三〜四か月後です。これは、赤血球が生まれ変わる周期百二十日が目安となっています。

これまでにも何度かお話ししてきましたが、血は「栄養を与える」「体を

潤す」「精神を支え、情緒を安定させる」という三つの重要な役割を担っています。

体に栄養が行き届いているということは、どこかが痛むことなく、スムーズに体が動く状態であるということです。

潤いが足りているということは、肌や髪が瑞々《みずみず》しく、目、鼻、のどなどの粘膜も正常に保たれ、乾燥やウイルスなどの外敵からしっかり守られているということです。

情緒の安定というのは、イライラや落ち込み、不安、不眠などがなく、日常生活を穏やかな気持ちで過ごせるということ、毎朝すっきり目が覚めるということも含みます。

いずれも、美しくゆったりと年を重ね、毎日を快適に過ごすために欠かせないことばかりです。これらすべてを血の質が左右しています。

もしかしたら、見た目ではそんなに変化を感じられない方がいるかもしれませんが、手当てを取り入れて三か月、四か月経つと体の中は確実に変わっていきます。ですから、まずは血液が生まれ変わる三か月間、自分の体の声を聞きながら、ご自身を慈しんでみてください。きっと体は応えてくれます。

季節ごとに、自分の体の声にじっくり耳を澄ませる

私たちの体質のタイプは、一度決まったら生涯にわたってずっと同じというわけではありません。たとえば、気温や湿度などの自然環境や、仕事やプライベートの状況などから常に影響を受けて日々変化しています。

ですから、季節が変わったら、そのたびに自分の体が訴える声に耳を傾けてみてください。春、暖かい南風が吹いてきて、なんとなく陽気な気持ちになること。梅雨になって湿気が多くなり、やがて夏に向けて日差しが強くなってきたと感じること。秋になって乾燥した空気を感じること。冬はひんや

りとした空気を肌で感じること。そんな中でも天気のよい日には、太陽の温もりを浴びること……。

それには、空調が効いた室内に閉じこもっているのではなく、外に出て四季を感じることが大切です。

季節を体感したら、次に自分を取り巻く自然と、自分の体が示す反応にギャップがないかを確認してみてください。

人は、暑ければ汗をかくし、寒ければ毛穴をぎゅっと閉じて体温が逃げないようにします。

それなのに、夏の暑い日、周りの人がTシャツ一枚で過ごしている中で、自分はカーディガンなどの羽織物がないと過ごせないくらい冷えを感じているとしましょう。これは、「陽」が著しく不足しているためかもしれません。

また、冬の寒い日に、みんなはダウンコートを引っ張り出して着込んでいるのに、自分は綿のパーカー一枚でも全然寒さを感じない。そんなことがあったら、「陰」が不足して熱が体にこもっている可能性があります。
こういった季節とのズレ、去年の自分との差、周りの人とのギャップを感じ取ってください。

私たちの体は、自然のリズムに合わせることで健やかでいられます。ですから、四季が移り変わるタイミングで、自分の体に今の状態を問いかけて、自然とのズレを修正していくことが大切なのです。

ズレは「気」「血」「津液」のバランスの乱れが原因となっていますから、季節の流れに体を合わせるには、先ほどご紹介した体質チェックリストで体調を確認し、スローエイジングを実践してください。そうすれば、だんだんと自分の体と自然のリズムとを調和させることができるようになるでしょう。

第5章

「いつもなんか不調」がすっと消えるトラブル別・食事、ツボ、アロマの手当て

これで完璧！　スローエイジングの手当て

第4章までで、スローエイジングの考え方、腎や血《けつ》を養うコツ、自分の体質を知る方法と体質別の不調に対する改善策についてお話ししてきました。

本章ではさらに、とくに気になるトラブルをやわらげる「食事」や「ツボ押し」をご紹介していきます。

どの症状にもあてはまる共通の食事のコツは、とにかく「スープ」や「お鍋」で摂るようにするということです。具材にする食べ物の栄養をまるごと摂ることができるし、温かい状態で食べられる調理法だからです。そのほかの調理法は、おすすめの順に「蒸す」「ゆでる」「焼く」「炒める」となります。野菜や魚を選ぶときには、その季節の旬のものを選ぶようにしましょう。

「ツボ押し」は自宅でのリラックスタイムや、会社や学校でのちょっとした空き時間にも実践できますから、ぜひ取り入れてみてください。

また、気になるトラブルごとに、アロマを使ったマッサージや芳香浴、温湿布といった手当ても多数ご紹介しています。第4章でご紹介した体質タイプ別オイルを参照しながら、ぜひ取り入れてみてください。

さあ、いよいよ気になるトラブルごとの対処法を見ていきましょう。

1．髪のトラブルの手当て

【悩み】

白髪、薄毛・抜け毛、髪の毛がパサパサする、切れ毛など

【食事】

白髪、薄毛・抜け毛が気になる場合は黒い食べ物（黒豆、黒キクラゲなど）、ぬるぬる・ねばねばする食べ物（山芋、オクラ、納豆など）、海産物（海藻

類など）を摂りましょう。

髪の毛がパサパサする、切れ毛が気になる場合は、レバーや鶏肉、青魚、緑黄色野菜がおすすめです。

【ツボ押し】

髪のトラブル全般における対策のツボとして挙げられるのは、頭頂部にある「百会《ひゃくえ》」と「四神聡《ししんそう》」です。また、「頭臨泣《あたまりんきゅう》」「脳空《のうくう》」もよいでしょう。これらの頭部の重要なツボを刺激することで、血行を促進します。

また、腎を強化する「太渓《たいけい》」、血虚や瘀血《おけつ》タイプのツボであり、血を補う「三陰交《さんいんこう》」（１４９ページも参照）を併せると、より効果的です。

それぞれのツボの位置を意識しながら、心地よい圧をかけて円を描くように刺激しましょう。

【アロマケア】

●頭皮ケアマッサージ

❶頭皮ケアマッサージの準備として、マッサージオイルを作ります。作り方はとても簡単。ホホバオイル、アルガンオイルなどのキャリアオイル一〇ミリリットルに対して、第4章で紹介した自分の体質タイプに合ったエッセンシャルオイル一～二種類を選んで、合計一～三滴になるように加えましょう。

❷マッサージオイルを作ったら、いよいよマッサージに入ります。指先で、顔の前側から後ろへと地肌に沿って髪の毛をすきます。

❸手のひらにマッサージオイルを十円玉大に取り、乾いた頭皮にマッサージオイルを塗布します（量は好みで加減してください）。

❹指の腹全体で頭皮をゆっくりともみほぐし、マッサージオイルをなじませていきます。

❺両手で側頭部（耳の上）をはさみ、手根でゆっくりと押し回します。こめかみから、少しずつ場所をずらして押し回しましょう。

❻指全体で頭皮をとらえ、親指以外の四本の指の腹で頭皮を大きくもみほぐします。髪の毛をかきわけて、地肌を動かすのがポイントです。

❼先述した頭にある四つのツボを意識して、気持ちのよい圧で刺激します。

❽丁寧にシャンプーをして、マッサージオイルを洗い流します。乾燥がひどい場合は、マッサージオイルをすぐに洗い流さずに、しばらくそのままタオルやラップを使って頭髪を包むオイルパックをしてもよいでしょう。

毎日のケアには、シャンプーのついでに❻と❼をするだけでOKです。アロマを使った頭皮ケアマッサージは、週に一〜二回くらいの頻度で、シャンプー前に行うのがおすすめです。

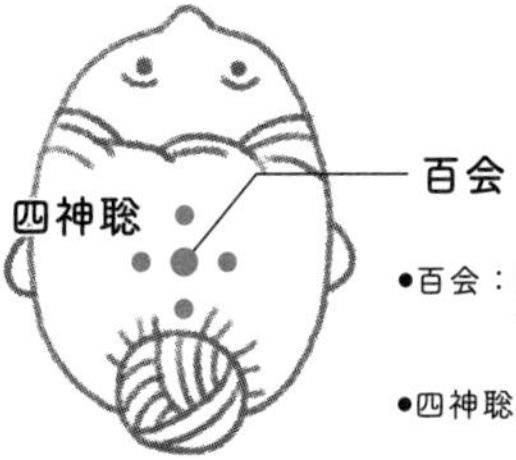

●百会：頭頂部のど真ん中で、押すと心地よく感じるところ

●四神聡：百会から前後左右に親指一本分外側

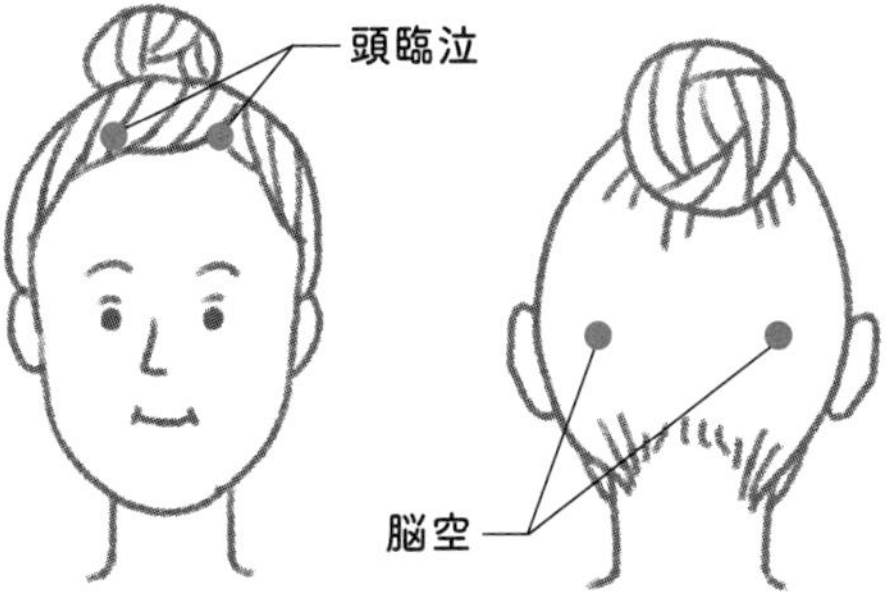

●頭臨泣：瞳孔の真上で、髪の生え際から1センチくらい上

●脳空：頭臨泣から後頭部側に15センチくらいたどっていき、押すと心地よく感じるところ

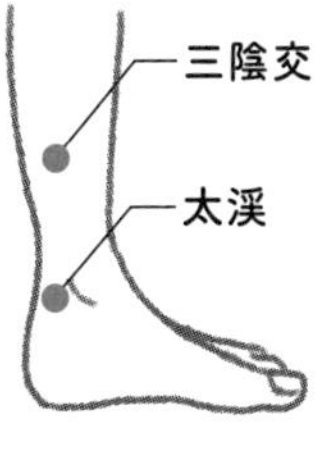

●太渓：内くるぶしとアキレス腱《けん》の間の少しくぼんでいるところ

●三陰交：内くるぶしから骨際に沿って指四本分上がったところ

2. 肌のトラブルの手当て

【悩み】

乾燥、しわ、しみ、クマ、たるみ（まぶた、フェイスライン）など

【食事】

乾燥、しわが気になる場合は、水分を多く含む野菜やスープを摂りましょう。

しみ、クマが気になる場合は青魚、ネギ類、緑黄色野菜など、たるみが気になる場合は山芋、シナモン、胃腸にやさしい消化のよいものがおすすめです。

【ツボ押し】

肌のトラブル全般における対策のツボとして挙げられるのは、顔にある

「巨髎《こりょう》」「地倉《ちそう》」「顴髎《けんりょう》」です。

化粧水、乳液などでケアをするときに、これらのツボを押してみてください。

また、肌の状態に合わせて、乾燥やしわには陰虚タイプのツボ・「照海《しょうかい》」（156ページも参照）、しみやクマには血虚や瘀血タイプのツボ・「三陰交」（149ページも参照）、たるみには「陰陵泉《いんりょうせん》」を合わせます。

【アロマケア】

●フェイシャルマッサージ

❶キャリアオイル一五ミリリットルに対して、自分の体質タイプに合ったエッセンシャルオイル合計一～三滴を混ぜてフェイシャルオイルを作ります。

❷フェイシャルオイル少量を手に取ったら、手のひら全体になじませて、顔全体に塗布します。

❸あごから耳の下に向かって、指の腹でくるくるとなでていきます。爪を立てず、心地よい強さで行いましょう。
❹ツボ押しの項目でご紹介した三つのツボを意識して、気持ちのよい圧でマッサージします。

このとき、柑橘《かんきつ》系の「ベルガモット」「レモン」「グレープフルーツ」などは光毒性に注意してください。

また、「ペパーミント」「シナモン」を使うときは、刺激が強いので必ず一滴以内に、もしくは使用を避けるようにしてください。

とくにしわやたるみが気になる方は、「1．髪のトラブルの手当て」でご紹介した頭皮ケアマッサージと組み合わせるのがおすすめです。

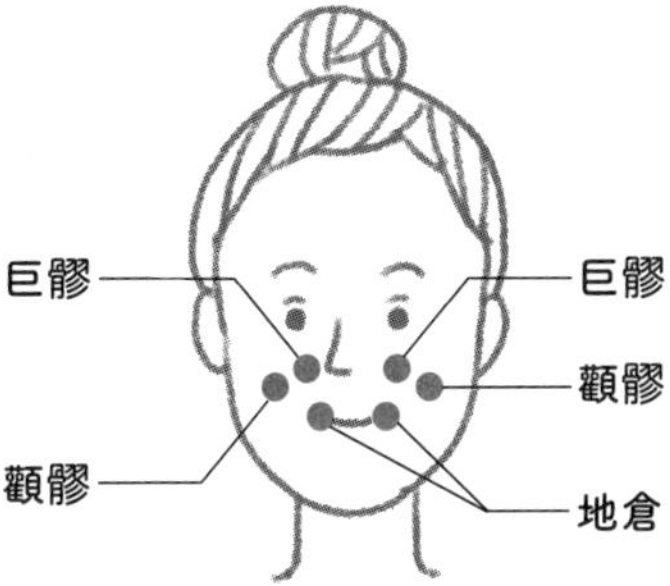

●巨髎：瞳孔の真下で、鼻の下縁の高さ
●地倉：口角の位置
●顴髎：目の外縁の真下で、ほお骨の下のくぼみ

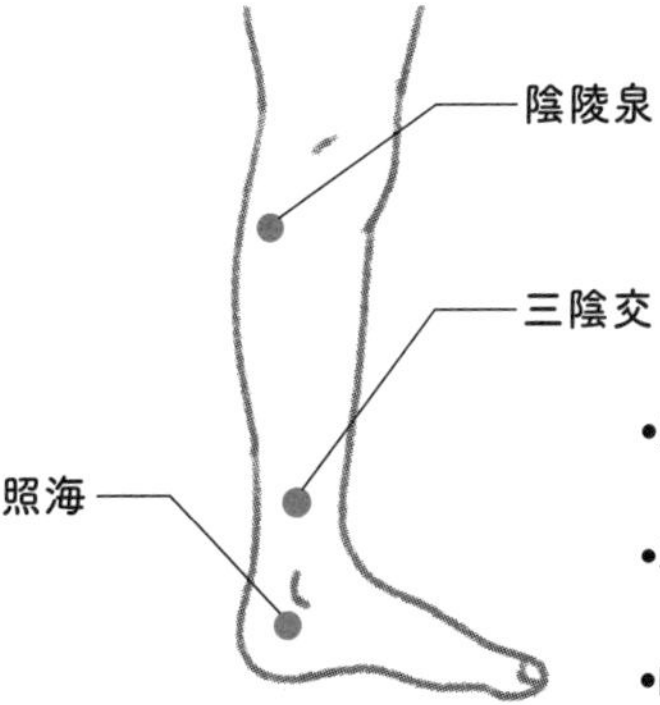

●照海：内くるぶしの真下で、親指一本分のところにあるくぼみ
●三陰交：内くるぶしから骨際に沿って指四本分上がったところ
●陰陵泉：すねの内側の骨際を上にたどっていき、指が止まるところ

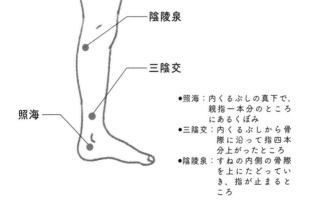

3. 痛みのトラブルの手当て

【悩み】

腰痛、肩こり、ひざの痛みなど

【食事】

血の滞りを改善するための青魚、ネギ類、緑黄色野菜などを摂りましょう。体にたまった水分や老廃物を排出するのを助ける緑豆もやし、緑豆はるさめ、玄米、海藻類（昆布、わかめ、のりなど）もおすすめです。

【ツボ押し】

痛みを感じる部位の周りを刺激することで、血行を促しましょう。後述するそれぞれの痛み改善に役立つツボに、第4章でご紹介した六つの体質に合わせたツボを組み合わせるとさらに効果的です。

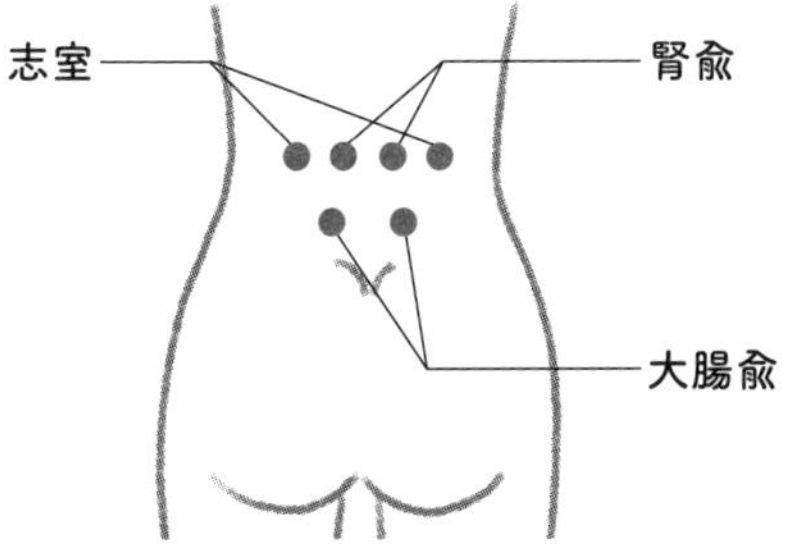

●腎兪：背骨から左右に指二本分外側。高さはおへその位置（背中の筋肉の盛り上がりにある）
●志室：腎兪から左右に指二本分外側
●大腸兪：背骨から左右に指二本分外側。高さは腰骨の位置（背中の筋肉の盛り上がりにある）

●腰痛

腰痛対策のツボは、「腎兪《じんゆ》」「志室《ししつ》」「大腸兪《だいちょうゆ》」です。

このあたりは負担がかかりやすく、圧痛が出やすい部位でもあります。自分で押すのは難しいのですが、市販のテニスボールを置いて仰向けになるとうまく刺激できます。押したときに、ズシーンと重だるい感じがあれば効果的です。

●肩こり

肩こりには、「肩井《けんせい》」「肩外兪《けんがいゆ》」「肩中兪《けんちゆうゆ》」を押すとよいでしょう。このあたりはちょうどこりやすい部位でもあります。

腰痛対策と同じく、市販のテニスボールを使って仰向けに寝るようにして押すと、力を使わずに刺激することができます。

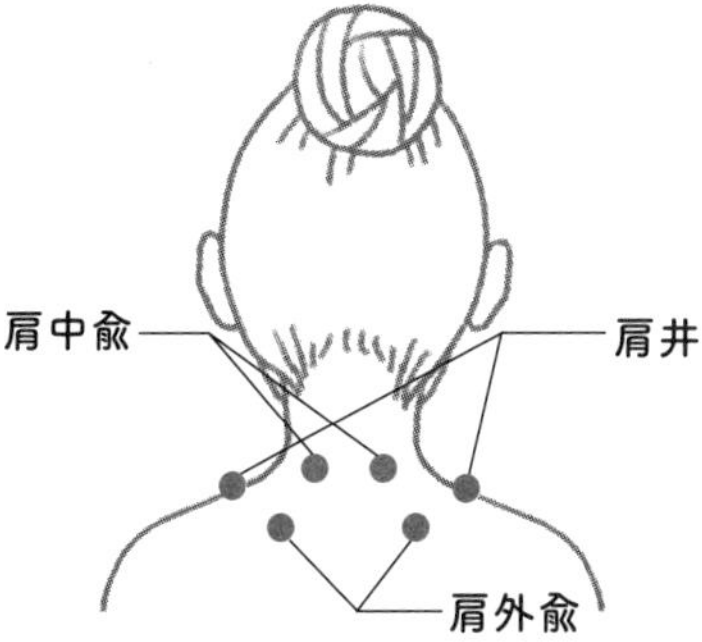

●肩井：乳頭からまっすぐ上がったところ。肩の一番高い位置
●肩外兪：肩甲骨の上のほう、背骨側にあるくぼみ
●肩中兪：頭を下げたときに一番でっぱる背骨の下のくぼみから指二本分外側

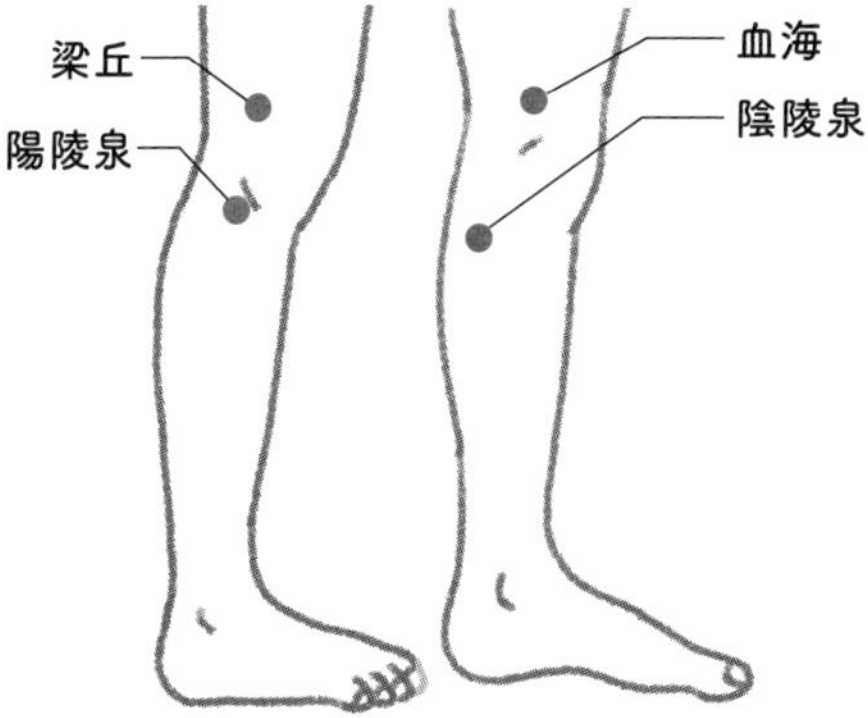

●陰陵泉：すねの内側の骨際を上にたどっていき、指が止まるところ
●陽陵泉：ひざ下外側にある骨のでっぱりの真下にあるくぼみ
●血海：ひざのお皿の内側から指三本分上
●梁丘：ひざのお皿の外側から指三本分上

● ひざの痛み

ひざの痛みがある方は、「陰陵泉」（177ページも参照）「陽陵泉《ようりょうせん》」「血海《けっかい》」「梁丘《りょうきゅう》」を押しましょう。

【アロマケア】

● 温湿布

❶キャリアオイル二〇ミリリットルに対し、自分の体質タイプに合ったエッセンシャルオイル合計二〜四滴を混ぜてブレンドオイルを作ります。皮膚が弱い方は、エッセンシャルオイルを少な目にして作ってください。

❷ブレンドオイルを痛みのある部位に塗布します。この際に、先述したそれぞれのツボを押すとよいでしょう。ただし、強く押しすぎないように気をつけてください。

❸ブレンドオイルを塗布した上にラップを、さらにその上に温湿布を乗せて

温めます。温湿布は、水で濡らして軽くしぼったタオルをおしぼりのようにくるくると丸めて、電子レンジ五〇〇ワットで一分ほど温めて作ります。お好みによって温める時間は調整してみてください。この際、やけどには十分注意しましょう。

もし温めた肌が赤くなったり、ヒリヒリしたりするようだったら、ブレンドオイルが肌に刺激を与えている可能性があります。すぐにキャリアオイル（エッセンシャルオイルを混ぜていないもの）で拭き取り、次に作るときはエッセンシャルオイルを減らして濃度が低くなるように調整するか、違うエッセンシャルオイルを選ぶようにしましょう。

4. メンタル系のトラブルの手当て

【悩み】

怒りっぽい、イライラする、睡眠トラブルがある（寝付きが悪い、途中で目が覚める）など

【食事】

肝の働きを改善しメンタルを整えてくれるレバー、小魚、酸っぱい食べ物、ベリー類、緑黄色野菜、貝類（カキ、アサリ、シジミなど）がよいでしょう。貝類はスープにして汁を飲めば、中身を食べなくてもＯＫです。

お腹が張る、げっぷやおならが出るといった症状も一緒に見られる場合は、気の流れをよくする香味野菜（パクチー、ミント、セロリなど）を摂りましょう。

血が不足して、顔につやがない、貧血気味などの症状も見られる場合は、鶏肉、レバー類、緑黄色野菜、黒いもの（黒ゴマ、黒豆など）、赤いもの（いちご、クコの実など）といった食べ物がおすすめです。

【ツボ押し】

「天柱《てんちゆう》」「風池《ふうち》」「完骨《かんこつ》」という首の後ろにある三つのツボは、頭部の血流を改善して自律神経を調整する働きがあるので、メンタル系のトラブル全般に役立ちます。

また、ストレス過多やイライラには気滞タイプのツボ・「太衝《たいしよう》」（145ページ）、睡眠トラブルや気分の落ち込みには「神門《しんもん》」を併せると効果的です。

【アロマケア】

● ブレンドオイルでマッサージ

キャリアオイル一五ミリリットルに対して、自分の体質タイプに合ったエッセンシャルオイルを合計二~四滴垂らして希釈したブレンドオイルを作ります。これを用いて先ほどご紹介した首の後ろにある三つのツボと「太衝」「神門」を意識しながらマッサージします。

●芳香浴

好みの香りのエッセンシャルオイル一~三滴をお部屋や枕元に香らせます。ディフューザーというエッセンシャルオイルの香りを室内に拡散させる器具を使うと、広い部屋にもしっかり香りを漂わせることができます。ディフューザーはキャンドル式のものは火事の心配があるので、電源式や電池式のものが安心です。

睡眠トラブルがある場合、強すぎる香りには注意してください。強い香りはかえって眠りを妨げることになってしまいます。

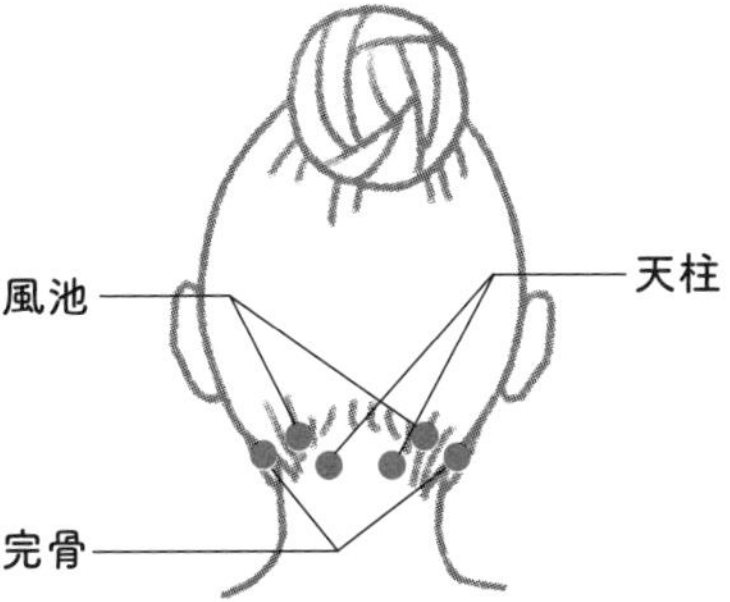

●天柱：首の後ろ、髪の生え際にある太い筋の外側のくぼみ
●風池：天柱から親指一本分外側かつやや上の位置で、押すと響くくぼみ
●完骨：両耳の後ろにある出っ張った骨の下で、やや内側のくぼみ

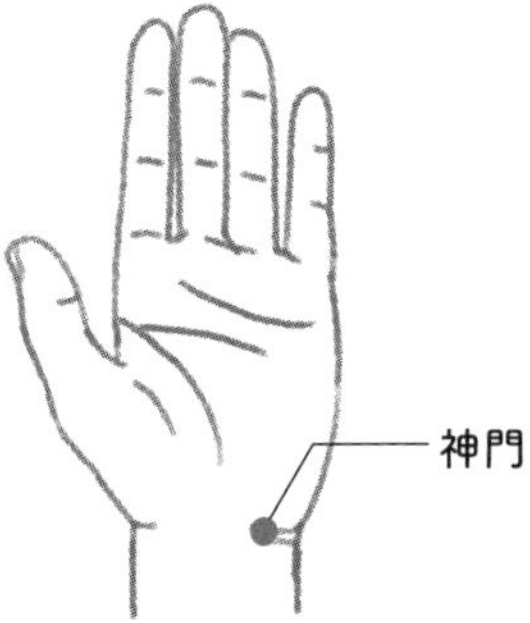

●神門：手首の横じわの小指側の少しくぼんだところ

また、心地のよい香りに包まれながらツボを刺激するのも、メンタル系のつらい症状をやわらげるためにおすすめです。

5．婦人科系のトラブルの手当て

【悩み】

のぼせ、ＰＭＳ、生理周期の乱れ、性交痛など

【食事】

のぼせが気になる場合は緑黄色野菜を、ＰＭＳが気になる場合は酸っぱい食べ物、ベリー類などを摂りましょう。

緑黄色野菜はＰＭＳにもおすすめです。

生理周期の乱れが気になる場合は黒い食べ物（黒豆、黒キクラゲなど）、

ぬるぬる・ねばねばするもの（オクラ、納豆など）、海藻類などがよいでしょう。

性交痛が気になる場合はスープや鍋、水分を多く含んだ野菜、豆腐などが体に潤いをもたらすので、おすすめです。

【ツボ押し】

婦人科系のトラブルを解消するツボの代表は、「関元《かんげん》」「中極《ちゅうきょく》」「曲骨《きょくこつ》」「水道《すいどう》」「帰来《きらい》」です。

これらのツボは自分で刺激をするのが難しいので、お灸《きゅう》をしたり、カイロを貼ったりするのがおすすめです。とくに、お腹の冷えや張りが気になる方に効果的です。

そのほかに症状別として、のぼせには陰虚タイプのツボ・「照海」（156ページ）、PMSには気滞タイプのツボ・「太衝」（145ページ）を集中的にケアするのがおすすめです。

生理周期の乱れには同じく「太衝」や、血虚・瘀血タイプのツボである「三陰交」（149ページ）、腎を強化する「太渓」（173ページ）がよいでしょう。

性交痛でお悩みの方は「照海」と「太衝」をケアしてみてください。


【アロマケア】

●ブレンドオイルでマッサージ

ＰＭＳなどの生理トラブルには、キャリアオイル一〇ミリリットルに対し、自分の体質タイプに合ったエッセンシャルオイル合計二～四滴を薄めて作ったブレンドオイルを用います。

女性ホルモンに似た働きを持つ「クラリセージ」のエッセンシャルオイルをプラスしてもいいでしょう（ただし、ホルモン疾患のある方にはＮＧ）。

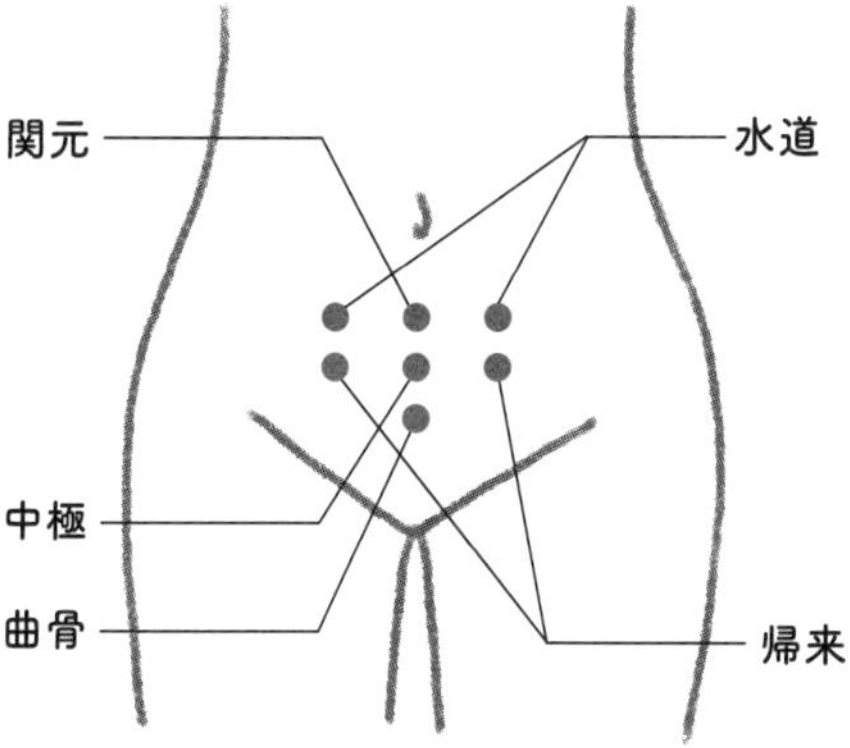

●関元：おへそから指四本分下
●中極：関元から親指一本分下
●曲骨：恥骨の上のラインと、おへそから下ろしてきた線が交わるところ
●水道：関元から左右に指三本分外側
●帰来：中極から左右に指三本分外側

ブレンドオイルを下腹部と腰周りに塗布し、前述したツボを押してマッサージしてみてください。

この場合、キャリアオイルには「イブニングプリムローズオイル」を使うのがおすすめです。ただし、このオイルは酸化が早いので、冷蔵庫で保管し、作ったらすぐに使い切るようにしてください。

6. ダイエット系のトラブルの手当て

【悩み】

肥満、やせにくい、食欲を抑えられないなど

【食事】

酸っぱい食べ物、ベリー類、緑黄色野菜、貝類（カキ、アサリ、シジミな

ど）を摂って肝の働きを向上させましょう。貝類は先述したように、スープにすれば中身を食べなくてもOKです。

胃腸の働きが低下していると感じる場合には、山芋、豆腐、しょうが、オクラ、スープ類など、疲れやすい、やる気が出ないといった症状が一緒に見られる場合は、鶏肉、えびなどがおすすめです。

お腹が張る、げっぷやおならが出るという場合は、気が滞っているので、それを解消する香味野菜（パクチー、ミント、セロリなど）を摂りましょう。新陳代謝が低下し、老廃物や水分がたまっている場合は緑豆もやし、緑豆はるさめ、玄米、海藻類（昆布、わかめ、のりなど）といった食べ物がおすすめです。

【ツボ押し】

ダイエット系のトラブルを抱えている方におすすめのツボは、「中脘《ちゅうかん》」

「天枢《てんすう》」「関元」（191ページも参照）です。

この三つのツボを意識しながら、おへそを中心として、手のひらで時計回りにさすります。不快感があったら無理をしないでください。

水分代謝が悪くむくみやすい方は、痰湿《たんしつ》タイプのツボ・「豊隆《ほうりゅう》」（161ページ）や「陰陵泉」（177ページ）を合わせます。

ストレスが強く食欲を抑えられない場合は、気滞タイプのツボ・「太衝」（145ページ）を追加しましょう。

【アロマケア】

●芳香浴

間食をしたくなったら、ディフューザーを使ってエッセンシャルオイルの香りを部屋に漂わせて、気分転換しましょう。

食欲をコントロールするには「グレープフルーツ」の香りをプラスすると

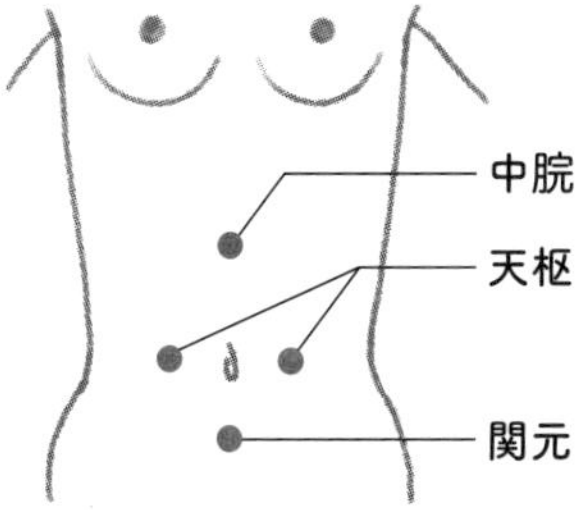

●中脘：みぞおちとおへそを結んだ線の中間
●天枢：おへそから指三本分外側
●関元：おへそから指四本分下

よいでしょう。

● バスソルトで入浴

代謝アップのために、ぬるめのお風呂に手作りバスソルトを入れてじっくり温まるのもおすすめです。入浴一回分のバスソルトは、自然塩四〇～五〇グラムに対し、自分の体質タイプに合ったエッセンシャルオイルを合計四～五滴加えて作ります。

このとき、「シナモン」「ペパーミント」は各一滴以内としてください。

7．目のトラブルの手当て

【悩み】

疲れ目、目が乾く、老眼など

【食事】

目のトラブルには、レバー、小魚、酸っぱい食べ物、ベリー類、緑黄色野菜などを摂って肝の働きを回復させましょう。

血の流れが滞っており、目の下にクマがあるといった症状が一緒に見られる場合におすすめなのは、青魚、ネギ類、緑黄色野菜などです。

【ツボ押し】

あらゆる目のトラブルには、「攅竹《さんちく》」「陽白《ようはく》」「糸竹空《しちくくう》」「四白《しはく》」というツボがよいでしょう。

これら目の周りにある四つのツボにプラスし、首の後ろにある「天柱」（187ページ）のツボを刺激するとより効果的です。

【アロマケア】

●温湿布

「ラベンダー・アングスティフォリア」のエッセンシャルオイルを一滴垂らしたお湯にタオルを浸して軽くしぼり、目の上に乗せて温めます。

●ブレンドオイルでマッサージ

❶キャリアオイル一〇ミリリットルに対し、自分の体質タイプに合ったエッセンシャルオイルを合計一～二滴垂らしてブレンドオイルを作ります。

❷指先にブレンドオイルを少量のばし、薬指で目の周りをやさしくなで、筋肉をほぐすようにマッサージします。

❸眉毛にあるツボ（「攢竹」「糸竹空」）を刺激します。

❹目の下にあるツボ（「四白」）を刺激します。

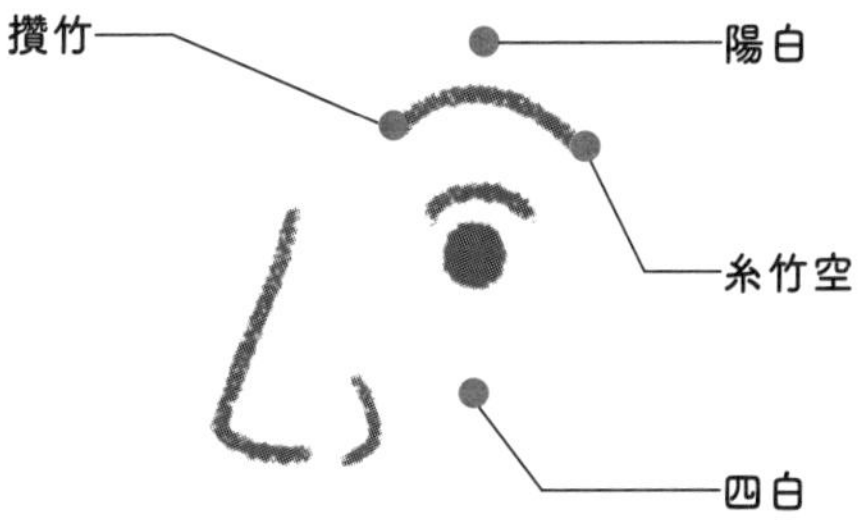

●攅竹：眉毛の内縁のくぼみ
●陽白：瞳孔の真上で、眉毛の上のくぼみ
●糸竹空：眉尻のあたり
●四白：瞳孔の真下のくぼみで、小鼻あたりの高さ

8．口のトラブルの手当て

【悩み】

口の乾き、口臭など

【食事】

口の乾きが気になる場合は、潤いをもたらすスープや鍋を積極的に摂りましょう。口臭が気になる場合は、さっぱり・あっさりした食べ物、たとえば温野菜や魚料理を中心にして、辛いものや油物は避けましょう。

【ツボ押し】

口の乾きには陰虚タイプのツボ・「照海」（156ページ）が効果的です。口臭対策には胃の熱を冷ます働きがある「内庭《ないてい》」と、痰湿タイプのツボであ

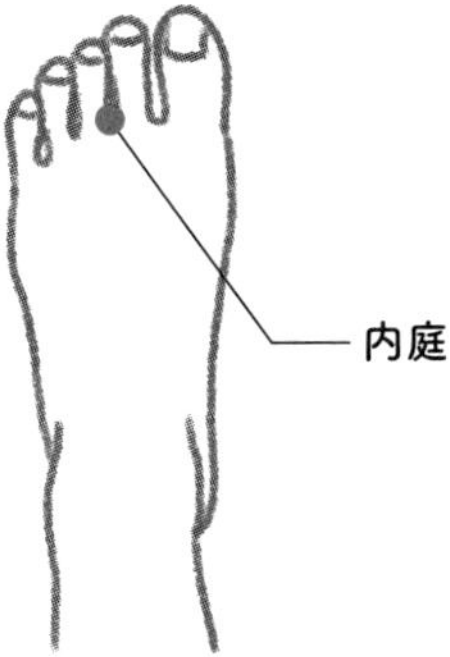

●内庭：足の人さし指と中指の間。水かきのところ

り、水分代謝を促す「豊隆」（161ページ）がよいでしょう。

【アロマケア】

●マウスウォッシュ

どちらの悩みにも共通しておすすめなのは、マウスウォッシュです。

マウスウォッシュは、無水エタノール二〇ミリリットルに「ティートリー」「レモン」「ペパーミント」のエッセンシャルオイル合計四～六滴をブレンドして作ります。これらは口の中に入れても違和感が少なく、口のトラブルにおすすめの組み合わせです。

うがいをするときに、一～二ミリリットルをコップに垂らして、水またはぬるま湯で薄めて使ってください。もし手に入るようだったら、スポイト付きの容器を使うと便利ですよ。

作ったマウスウォッシュは一か月以内に使い切りましょう。

9. 冷えのトラブルの手当て

【悩み】

冷え（全身・足先・お腹）

【食事】

冷えが気になるときは、温かいスープや鍋、シナモン、しょうが、ネギ類、山椒《さんしょう》、くるみを積極的に摂りましょう。

【ツボ押し】

冷え対策には、「関元」（191ページ）と「太渓」（173ページ）の手当てがおすすめです。

とくに、寒い時期にはお灸やカイロを使ってケアをするとよいでしょう。

【アロマケア】

●バスソルトで入浴、部分浴

自然塩四〇～五〇グラムに対し、自分の体質タイプに合ったエッセンシャルオイル合計四～五滴を加えてバスソルトを作り、全身入浴または部分浴（足浴など）をして体を温めてください（部分浴の場合は、三～四回分の分量になります）。

このとき、「シナモン」「ペパーミント」は各一滴以内としてください。

●ブレンドオイルでマッサージ

キャリアオイル一〇ミリリットルに、自分の体質タイプに合ったエッセンシャルオイル合計二～四滴を混ぜたブレンドオイルを作り、冷えを感じる場所に塗ってマッサージしましょう。その際、先述した「関元」と「太渓」のツボを意識しながらマッサージを行うと効果的です。

とくに、足の冷えを感じる方は、足の指先や指間も忘れずにマッサージします。

爪の生え際にはツボがあるので、爪の周りもしっかりマッサージするのがポイントです。

体の隅々まで、しっかり血流を改善させましょう。

10. その他のトラブルの手当て

【悩み】

むくみ、だるい・すぐに疲れる、便秘など

【食事】

むくみが気になる場合は、緑豆もやし、緑豆はるさめ、玄米、海藻類（昆布、わかめ、のりなど）がおすすめです。

さらに、血流をよくするネギ類、青魚、胃腸を守る山芋などを消化しやすいスープや鍋で摂りましょう。

だるい・すぐに疲れる、といったトラブルがあるときは、えび、うなぎ、鶏肉、卵がおすすめです。

便秘対策の食べ物としては葉物野菜、胃腸を強化する山芋、水分を多く摂れるスープや鍋がよいでしょう。


【ツボ押し】

●むくみ

むくみ対策には「陰陵泉」（177ページ）、痰湿タイプのツボ・「豊隆」（161ページ）を押しましょう。

●だるい・すぐに疲れる

だるい・すぐに疲れるという症状がある方は、同じく「陰陵泉」と、気虚タイプのツボ・「足三里《あしさんり》」（141ページ）を刺激しましょう。

●便秘

便秘対策には、「中脘」「天枢」「関元」（195ページ）が効果的です。この三つのツボを意識しながら、おへそを中心として、手のひらで時計回りにさすります。

また、「合谷《ごうこく》」も大腸の動きを活発にするので、効果的です。

【アロマケア】

●ブレンドオイルでマッサージ

キャリアオイル一五ミリリットルに対して、自分の体質タイプに合ったエッセンシャルオイル合計三〜五滴を混ぜてブレンドオイルを作ります。それを用いて、それぞれの悩みごとに、先ほどご紹介したツボを意識しながらマッサージしましょう。

さらに、むくみがある人は、むくみが気になる部位を集中的にケアしましょう。

だるい・すぐに疲れるというトラブルがある人は、脚やお腹周りを念入りにマッサージしてください。

便秘で悩んでいる方はブレンドオイルをお腹周りに塗布し、時計回りにやさしくマッサージしましょう。その際に、とくに先ほど出てきた「天枢」「関元」のツボを意識してください。

●バスソルトで入浴、部分浴

自然塩四〇〜五〇グラムに対し、自分の体質タイプに合ったエッセンシャ

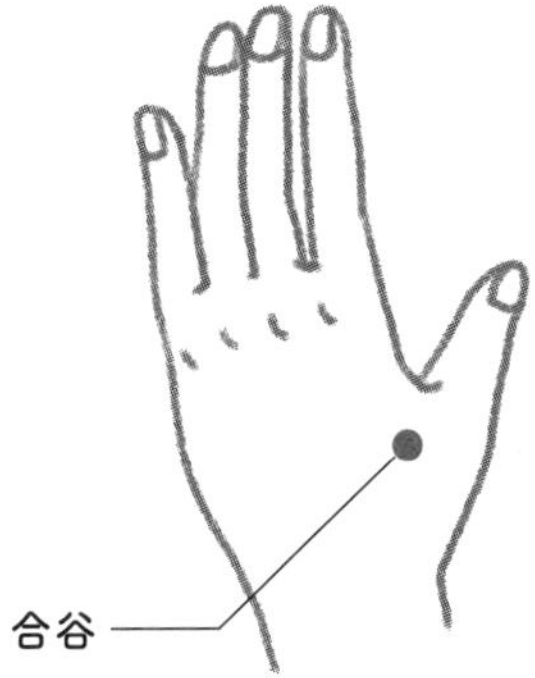

合谷：人さし指の骨際を手首のほうにたどっていき、
押すと響くところ

ルオイル合計四～五滴を加えてバスソルトを作り、全身入浴または部分浴をして体を温めてください。むくみや疲れ対策に役立ちます。

このとき、「シナモン」「ペパーミント」は各一滴以内としてください。

おわりに

ここまで本書を読み進めてくださり、ありがとうございました。

これまで、たくさんの方に支えていただき、今も楽しく仕事をさせていただいています。大学の恩師や社会人になってからの上司をはじめ、この仕事についてから四半世紀の間にも、たくさんの先生方、先輩や後輩、取引先の方、そして薬局のスタッフも含め、いろいろなご縁に恵まれて、ここまでやってこられました。

その間に経験してきたたくさんのことを、これからはできるだけ多くの方にお伝えしていきたいと思っていたところ、今回ありがたいご縁があり「いつもなんか不調」と感じられている方に向けた本を作ることになりました。

少し理論的なこと、すぐに取り入れられる実践的なこと、両方の面から解説したつもりです。

この本でお伝えしてきたスローエイジングは、毎日の食事、睡眠、それから、冷えを遠ざけるなどのちょっとした生活習慣の工夫で誰でも始めることができ、続けることが可能です。

ぜひみなさんも、無理なくストレスを感じない範囲でスローエイジングの手当てを実践して、実現したい生き方に欠かせない健康と美容を手に入れてください。

この本に書かれていることが、あなたや、あなたの大切な方の健やかな毎日のために役立ったなら、こんなにうれしいことはありません。

本を作るにあたり、たくさんの方にご協力をいただきました。

私の講演を聞いて、今回の企画を提案してくれた薬剤師の高垣育さんには、編集にも関わっていただきました。当薬局中医アロマセラピストの柏原茜さん、同じく当薬局鍼灸《しんきゅう》師の坂本健君、お二人の協力で、わかりやすく充実した内容になったと思います。そして、この本の方向性を一緒に考え総指揮を執っていただいた、サンマーク出版編集部の黒川可奈子さん。

このすばらしいチームのおかげで一冊の本として結実させることができました。みなさんにとても感謝しています。

最後に、中医学の知恵を日本に広める土壌を作り、私をこの道へ導いてくれた父、恭也に改めてお礼を言います。

本当にありがとう。そして、これからもご指導のほど、よろしく。

二〇一八年九月

猪越英明

おすすめ参考図書

本書でご紹介した内容をより詳しく知りたい方へ、おすすめの参考図書をまとめました（順不同）。

『オールカラー版　基本としくみがよくわかる東洋医学の教科書』（平馬直樹・浅川要・辰巳洋監修／ナツメ社）
『病気にならない暮らし方のコツ　楽ＬＩＦＥヘルスシリーズ』（櫻井大典監修／笠倉出版社）
『あなたの心と体の悩み、漢方相談で解決　そして幸せな人生へ変えていく』（野村卓也著／ギャラクシーブックス）
『西太后の不老術』（宮原桂著／新潮社）
『顔をみれば病気がわかる　隠れた不調を自分でチェックできる本』（猪越恭

也著／草思社）
『顔をみて病気をチェックする本　隠れ病がひと目でわかる！』（猪越恭也著／PHP研究所）
『健康双書　自分でできる中国家庭医学〝抗老防衰〟5つの知恵』（猪越恭也著／農山漁村文化協会）
『血流がすべて解決する』（堀江昭佳著／サンマーク出版）
『東方栄養新書　体質別の食生活実践マニュアル』（梁晨千鶴著／メディカルユーコン）
『薬膳の基本』（辰巳洋著／緑書房）
『薬膳　老化を防ぎ健康を保つ料理の芸術　第二版』（伍鋭敏・袁永端編著、伍煌錚訳／東京書籍）
『中医食療方　病気に効く薬膳』（瀬尾港二・宗形明子・稲田恵子著／東洋学術出版社）

『新しい医療革命　西洋医学と中国医学の結合』（清水宏幸著／集英社）
『中国医学の思想的風土』（山田慶兒著／潮出版社）
『わかる中医学入門』（邱紅梅著／燎原書店）
『［新装版］中医学入門』（神戸中医学研究会編著／東洋学術出版社）
『中医内科学ポイントブック』（鄒大同編著／東洋学術出版社）
『［新装版］中医臨床のための舌診と脈診』（神戸中医学研究会編著／東洋学術出版社）
『ビジュアル版　東洋医学　経絡・ツボの教科書』（兵頭明監修／新星出版社）
『ツボ単　経穴取穴法・経穴名由来解説・腧穴単語集』（形井秀一・髙橋研一監修、坂元大海・原島広至著／エヌ・ティー・エス）
『針灸学［経穴篇］』（天津中医薬大学・学校法人後藤学園編、兵頭明監訳、学校法人後藤学園中医学研究所訳／東洋学術出版社）

『中医針灸学の治法と処方　弁証と論治をつなぐ』（邱茂良・孔昭遐・邱仙霊編著、浅川要・加藤恒夫訳／東洋学術出版社）
『針灸二穴の効能［増訂版］』（呂景山著、渡邊賢一訳／東洋学術出版社）
『スピリチュアルアロマテラピー事典　中医と占星学から読み解く精油のメッセージ』（柏原茜・登石麻恭子監修／河出書房新社）
『いちばん詳しくて、わかりやすい！　アロマテラピーの教科書』（和田文緒著／新星出版社）
『中医アロマセラピー　家庭の医学書』（有藤文香著／池田書店）

本書は二〇一八年一〇月に小社より刊行された
『「いつもなんか不調」がすっと消える手当て』
を改題、再編集して文庫化したものです。
本文中の肩書・データ等は刊行当時のものです。

サンマーク文庫

自分で自宅でカラダを整える方法

2020年9月10日　初版印刷
2020年9月20日　初版発行

著者　猪越英明
発行人　植木宣隆
発行所　株式会社サンマーク出版
東京都新宿区高田馬場2-16-11
電話 03-5272-3166

フォーマットデザイン　重原 隆
本文DTP　山中 央
印刷・製本　中央精版印刷株式会社

ISBN978-4-7631-6121-5　C0136

ホームページ　https://www.sunmark.co.jp

サンマーク文庫

好評既刊

体温を上げると健康になる
齋藤真嗣

米国・EU・日本で認定されたアンチエイジングの専門医が教える、体温アップ健康法。70万部突破のベストセラー！ 660円

脳からストレスを消す技術
有田秀穂

セロトニンと涙が人生を変える！ 脳生理学者が教える、1日たった5分で効果が出る驚きの「心のリセット法」。 660円

脳が若返るまいにちの習慣
広川慶裕

家や職場でできる、脳が目覚める方法。ぼけない脳をつくる最強の方法を伝授！ 700円

軽くなる生き方
松浦弥太郎

『暮しの手帖』編集長であり、文筆家としても人気の著者がもっとも伝えたい「シンプルに、軽やかに生きる知恵」。 600円

弘兼式　なりゆきまかせの生き方のススメ
弘兼憲史

『島耕作』シリーズの作者が語る、「生きにくい世の中を楽しく、おもしろく、快適、自在に生きる方法」。 700円

※価格はいずれも本体価格です。